腸腰筋で体幹つなぎ

地味にすごい！

うまさきせつこのボディコントロール協会
うまさき せつこ

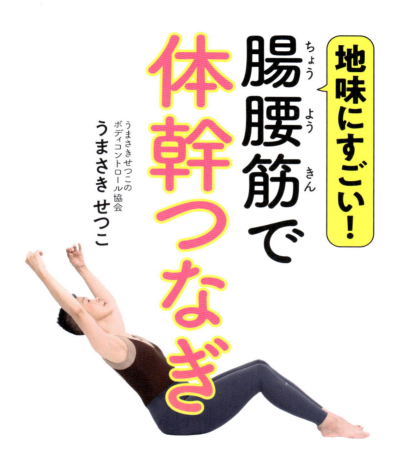

はじめに

私がボディコントロールを始めたきっかけ

はじめまして。うまさきせつこです。

モダンダンスを学び、子どもや若い人の指導をしていた私ですが、ある日近所の方から「きついことも難しいこともできないけど体にいいこと教えて！」と頼まれました。軽くストレッチのつもりが、集まったみなさんは全員体のあちこちに痛みを抱えていて、ストレッチどころではない状態でした。それでも「できることがない」と帰るわけにもいかず、私はその方たちの動きを真似してみました。

すると、痛い！　同じように体に痛みを感じたのです。そこで「腕を上げるのではなく、脇から上げましょう」とアドバイス。10年以上腕が上がらなかった方が「痛くない！　腕が上がった」と驚かれました。

痛みを取る術など知らなかったので、その人の痛みを知ってみて、それぞれに感じた「私ならこう動かすかな」と思う動きを試すと、痛みを軽減できたのです。

毎週お教えしていくと、3カ月程でどなたも痛みが気にならなくなり、なんと1年後にはダンスの発表会にも出られました。

大人ならではの作品は評判がよく、**踊る皆さんの楽しそうな笑顔！** それがボディ

コントロールに注力してみようと決意した私の転機でした。

また、私自身の経験もひとつ。

まだ体のことに無知だったときに内転筋の肉離れで梅干し大の塊がももの内側に長くありましたが「痛みのない体の使い方」を実践するうちになくなっていたのです。

この経験がなければ、「痛みなく体を使う」なんて考えることはなかったでしょう。

私は痛みなく無理のない体の使い方を提案し続け、私のもとでレッスンを継続される方の体は大きく変化し、やがて自分で調整ができるようになっていきます。

痛みのない体の使い方をすると、歪んでいた脚の歪みが取れるだけでなく、とても美しくなり、痛いところは痛みなく、元々痛みのない部位まで連動してきれいになります。歪みなく使うことが自然の治療となります。

あなたが自分で治していけるのです！

日常動作を痛みや歪みなく行えると、踊りやスポーツにおけるパフォーマンスも大きく変わります。日常動作で不具合があるままではできることの幅は小さくなります。

無理がないから美しい。「美しい」は無理がなく機能が優れているということです。

ボディコントロール協会の設立

もともとコロナ禍がなければ、痛みや歪みなく体を使う指導は私一代で終わるつもりでした。

2020年新型コロナウイルスについてのニュースを見て、「これは世界中に広がる！」と感じたことのない危機感があり、親身に心配してくださる方からマーケティングを学ぶべきと言われ、ブランディングコンサルタントの青池ゆかり先生に出会い、今までにしたことがないことを学び実践しました。

道半ばでも、**私が考えた「痛みのない体の使い方」のすべてを伝えずに死んでしまうのは悔いが残る**と思ったのです。

2年目には私がしてきたことの一部をまとめたカリキュラムができ、ゆかり先生から

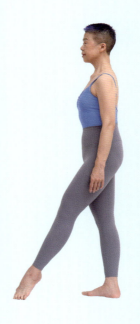

「痛みや歪みは自分で治せる！
痛みなく美しい体の使い方を世の中の当たり前にする」

協会設立の提案をいただき、それに向けて一緒に準備し、2023年1月に一般社団法人うまさきせつこのボディコントロール協会が誕生しました。

これを理念として、全国どこからでも受講できるオンラインでの一般クラス、認定インストラクター養成講座を始め、リアルでは東京ワークショップの指導を行い、2024年には3人のインストラクターが生まれ、一般クラスで指導をさせていただいています。

個人でやってきた「うまさきせつこのボディコントロール®／うまさきせつこモダンバレエ研究所」は、うまさきラボ＝研究開発する場、毎週うまさきせつこのリアルレッスンを受けられる場として活動しています。

みなさんにも、まずは本書で気軽に『腸腰筋で体幹つなぎ』に取り組んでいただき、ご自身の体の変化を感じていただければ、幸甚です。

うまさきせつこ

「体幹つなぎ」を意識するだけで、こんなに変わる！

実際に私のレッスンを受けた生徒さんの指導前・指導後の変化をご紹介します。体の使い方、意識の向け方を変えるだけで、ダイエットや筋トレでしんどい思いをしなくても、体はこれだけ変わるのです。

たった3時間で！杖なしで歩けるように

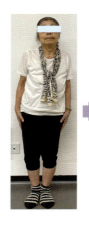 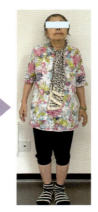 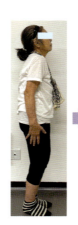 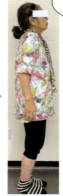

いらない力が抜けてラクな立ち方に

ワークショップに来ていただいた方のBefore→Afterです。側湾症で悩まれていて、杖をついて来られましたが、3時間ほどのワークショップで体の使い方について誘導すると、最後には杖なしで歩いてくださいました。

「腸腰筋」を意識して使ったら……？

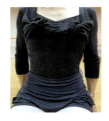 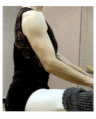 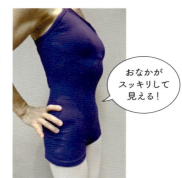

おなかがスッキリして見える！

Beforeのおなかも決して悪くはありませんが、腸腰筋の使い方を意識するようになったら、数カ月前と比べて見た目がこんなに変わったのです。胸郭にぐっとハリが出て、ウエストまわりはきゅっと細くなっています。

5カ月で二つ折り立位体前屈に成功！

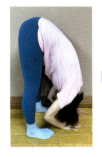 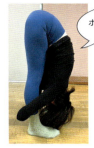

ポイントは腸腰筋と体のハリ！

レッスンの中でよくお伝えしている立位体前屈。体が硬いからできないのではありません。腸腰筋を引き伸ばした状態（P.22で紹介）で体幹の底（P.15で紹介）を上げていくこと、体幹につながる足裏（P.26で紹介）を使うことで、できるようになります！

開脚の可動域が爆上がり！

脚の開脚も体の硬さは関係なく、体の使い方がわかればできるようになります。この方はレッスンの中で、腸腰筋を使い、脚のハリを保ったまま股関節の引き込みをしてもらうように誘導したところ、一瞬できれいに伸びやかに開脚ができました。

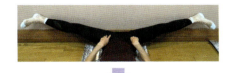
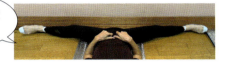

脚が180度開くように！

受講者からの感想

ボディコントロール＝体幹つなぎを知ったことによって心も体も大きく変われた一例として、私のパーソナルレッスン、ワークショップをお受けいただいた方の声をご紹介します。

体には本来の動かし方があるとわかった
2回目の参加でしたが、1回目よりも理解度が上がったように感じます。
体を動かすというと、ヨガのように決められた形を目指して、それに自分の体を合わせていくものだと思っていました。しかし体には自然治癒力のように本来持っている動かし方があるように感じました。体にも性格のような個性があって面白く、無理のない姿勢になっていくと、標本のような骨格が感じられるのがとても興味深かったです。（Tさん）

わずか2分で立ち方が変化！マジック!?
ほんの少し先生が触れたり、イメージを与えたりなさるだけで、みなさんの体がどんどん変わっていくのは驚きでした。
自分もかなり前重心だったのがほんの2分くらいの間に、しっかりかかとを感じられる位置に立つことができました。マジックとしか思えません！
あの日つかみかけた体の使い方を忘れないように、通勤の電車の中、夕食の支度中など自分の体と会話しています。続けていって、意識しなくてもできるようになりたいです！（MIKI）

腸腰筋で体幹つなぎ もくじ

- 2 はじめに
- 6 「体幹つなぎ」を意識するだけで、こんなに変わる！
- 12 「体幹つなぎ」のために準備するといいもの

序章 体幹つなぎをするために知っておいてほしいこと

- 14 私は腸腰筋をどう使っているか？
- 15 「体幹の底」とはどこにあるのか？
- 16 私の書く「体の矢印」はインナーマッスルの動きをうながす意識の力の流れ

1章 体幹つなぎの基本

- 18 「体幹つなぎ」の基本① 「体幹」の役割とは？
- 19 「体幹つなぎ」の基本② 「体幹」はどこにある？
- 20 「体幹つなぎ」の基本③ 腸腰筋の使い方を知る
- 22 やってみて！ 腸腰筋の引き伸ばし

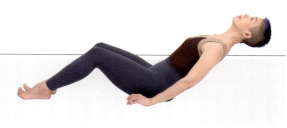

24 「体幹がつながる」とどうなる？
26 「体幹つなぎ」の基本 ❹
32 実践！体幹つなぎ ❶ 足裏からの体幹つなぎ
33 実践！体幹つなぎ ❷ 骨盤を下げる
34 実践！体幹つなぎ ❸ 脇を背骨中心に寄せる
35 実践！体幹つなぎ ❹ おしりを背骨中心に寄せて吸い上げる
40 実践！体幹つなぎ ❺ 肩甲骨ストレッチ
体幹つなぎ覚えておいて ❶ 「つなぐ」と同じくらい「分ける」も大事！

2章 「体幹つなぎ」で1日をすごそう

42 Scene1 朝起きてすぐの習慣に！ ベッドでできる体幹つなぎ
44 もっとできる人はやってみて！ 脇の引き込み／背骨のストレッチ
48 Column 股関節・腰・ひざがつらい人に！ 痛みのない起き方
54 Scene2 メイク前にフェイスラインもスッキリ！ 首のストレッチ
58 Scene3 通勤中に使える体幹つなぎ！ 体がラクなバッグの持ち方
60 Scene4 電車の中で体幹つなぎを！ 腕・肩がつらくないつり革の持ち方
62 Scene5 勝手に背骨が伸びる 座り方＆立ち方
72 Column 実は無理して座ってる？ 一番ラクな座り方探し
74 Scene6 デスクワークがメインの人に！ PC作業中の体幹つなぎ

3章 お悩み別・体幹つなぎで痛みとサヨナラ！

108 体幹つなぎ覚えておいて！❷ 回数や時間よりも、「自分の体の感覚」を味わって

104 Column 「脚の送り出し」が効果アリ 寝る前の筋肉痛とむくみ取り

102 Column タオルを使って「胸郭のハリ」を覚えましょう

100 Column 腰が痛い人、妊婦さんにおすすめ！ つらくない横向きの寝方

98 これもやってみて！ 翌朝、首回りがスッキリします 眠る前にラクな首に位置調整

96 Scene14 スッキリ心地よく眠れる！ 眠る前の体幹つなぎ

94 Scene13 1日の体の歪みをリセット！ おふろの中で体幹つなぎ

93 Scene12 家事でも体幹つなぎ おなかが濡れない洗い物

92 Scene11 買い物しながら体幹つなぎ 肩甲骨からカート押し

90 Scene10 毎日の移動時間で 体幹がつながる理想の歩き方

87 これもやってみて！ 股関節・ひざが痛い人向け！ ななめを向く階段の下り方

84 Scene9 エレベーターを探さなくていい！ 階段の下り方

82 Scene8 痛みなくリズミカルにいける！ 階段の上り方

80 Scene7 体幹つなぎで疲れないスマホ操作

78 これもやってみて！ 自宅でリモートワークなら！ イスを使ってストレッチ

- 110　お悩み1　指の関節が痛い！
- 112　お悩み2　腕が上がらない！
- 115　これもやってみて！　体幹のつながりを確認しながら腕を上げてみよう！
- 116　お悩み3　巻き肩になっている！
- 118　お悩み4　脇腹がつまめる！
- 120　お悩み5　ひざが痛くてしゃがめない！
- 122　お悩み6　歩くときにひざが痛い！
- 125　お悩み7　歩くのがつらい！
- 128　お悩み8　ふくらはぎがパンパン！
- 131　お悩み9　脚が上がらない！
- 134　お悩み10　股関節が痛い！
- 140　これもやってみて！　力を入れずに立てるように　股関節を使った体の歪み取り
- 142　やってみて！　固まった股関節がラクに！　股関節も腰も痛むときのストレッチ
- 144　お悩み11　腰が痛い！
- 148　お悩み12　そり腰になっている！
- 150　Column　腸腰筋を連動させて起き上がる
- 158　おわりに

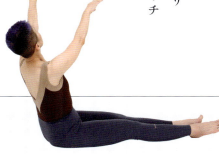

「体幹つなぎ」のために準備するといいもの

この本で紹介する「体幹つなぎ」の動きを覚えるために、いくつかの道具を使います。道具選びのポイントをお伝えしておきますので、いずれも家にあるものをうまく活用してみてくださいね。

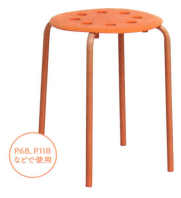

P.68、P.118
などで使用

背もたれがないイス

丸イスのように背もたれがないイスも「座り方」を知っておけるといいですね。コンパクトなイスは、腕を置く台としても使えます。

イス

P.62、P.74
などで使用

「勝手に背骨が伸びる座り方＆立ち方」を覚える際には、背もたれがあるイスを使ってください。キャスターつきのオフィスチェアではなく、もも裏がしっかり座面にのり、動きが安定したダイニングチェアなどがおすすめです。

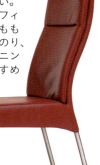

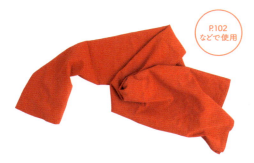

P.102
などで使用

長めのタオル

私はいただきものの薄手のバスタオルで、長さ130cm×幅60cmのものを縦に折って愛用しています。ニット素材で伸びるものでなければ、ストールでもいいでしょう。私のレッスンでは手ぬぐいを2枚縫ってつなげる方もいます。

序章

体幹つなぎをするために知っておいてほしいこと

「腸腰筋で体幹つなぎ」は私が続けてきた独自の理論が反映されています。はじめて聞くような言葉もあるでしょう。体幹つなぎのベースになる考え方、言葉の使い方をまずは知っておいていただきたいです！

私は腸腰筋をどう使っているか？

私は腸腰筋を使って「ピアノ線で吊り上げたかのように起き上がる（P.150）」ことを昔からしていますが、生徒さんに何度お教えしても、プルプルするばかりで起き上がれず……。
まったく強い力がいらないのになぜなのか不思議でした。
ある時、腸腰筋に着目し、あれこれやっているうちに、私は起き上がりだけでなく日常動作やいろんな動きは腸腰筋を使っており、しかも一般的な使い方ではないことが分かりました。

私の腸腰筋の使い方
→縮めたあとで引き伸ばす

「体幹の底」（P.15で紹介）が明確に感じられ、背骨が伸び、手脚にも体幹からのつながりができる

一般的な腸腰筋の使い方
→収縮させる

・階段を上がる ・靴下をはく
・股関節に関わり姿勢をよくする
など

腸腰筋を使う感覚がわかる！ 腕の振り下ろし

動画はこちら

YouTube

Instagram

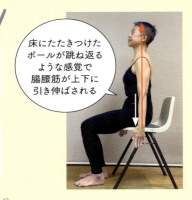

床にたたきつけたボールが跳ね返るような感覚で腸腰筋が上下に引き伸ばされる

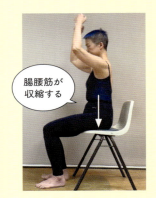

腸腰筋が収縮する

Step 2 「フッ！」という呼吸と共に手を一気に振り下ろす
手を床に突き刺す意識で。「フッ！」という呼吸がとても大切です。

Step 1 軽くひじを曲げて手を頭上に構える
背中を少し丸めて。

「体幹の底」とはどこにあるのか？

「体幹の底」は、ボディコントロール＝体幹つなぎでは最も大切にしているところで、「おしりの底」とも呼んでいます。

「体幹の底」を教えてくれたのは、当時の生徒さんがオークションで手に入れてくれた骨格模型「マロウくん」（下の写真をご覧ください！）。座るように作られていない彼が座れたのを見て、骨盤の床についている面を「体幹の底」と呼ぶことにしました。周辺の筋肉も含み、ここがきちんと床につくと、背骨が勝手に伸びます。「体幹の底」を考えたことで、多くの痛みのない使い方を知ることができました。

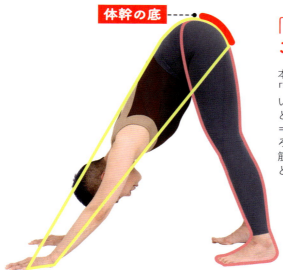

「体幹の底」はここにある！

本書ではこの写真で示した位置を「体幹の底」と定義づけて解説していきます。「体幹の底を動かす」などの説明が出てきたら、赤色の部分＝骨盤の座ったときに床につくところを中心に、骨盤底筋群など周辺の筋肉を含めた部分を「体幹の底」だと意識して動かしてみてください。

「体幹の底」＝面が床につくと支えがなくても座れる

実際に人間がイスに座るときには、座面が広ければ、体幹の底だけでなくもも裏も座面にしっかりつくので、よりラクに座れます。

マロウくん

体幹の底が床に向くと、勝手に背筋が伸びます

> 私の書く「体の矢印」は
> インナーマッスルの動きをうながす
> 意識の力の流れ

インナーマッスルは鍛えるものではなく、「使える」ようにしてはじめて動くものです。

この本の中で、動きの写真についている矢印は、ほとんどがインナーマッスルの動きをうながす意識の力の流れを指しています。なぜならインナーマッスルを動かすことによって、体幹がつながるからです。

痛みなく無理なく体をコントロールするためには、「意識の流れ」が必要なのです。

写真につく「体の矢印」について

この本の中で写真についている矢印は
**インナーマッスルの動きをうながす
「意識の流れ」を示しています**

特に体の中を通る矢印は、動きを目で見ることはできませんが、動かす意識をしてください。

すぐに動かせなくても
「力の流れ」の意識を
してみてください。
それだけで体の動かし方が
変わります！

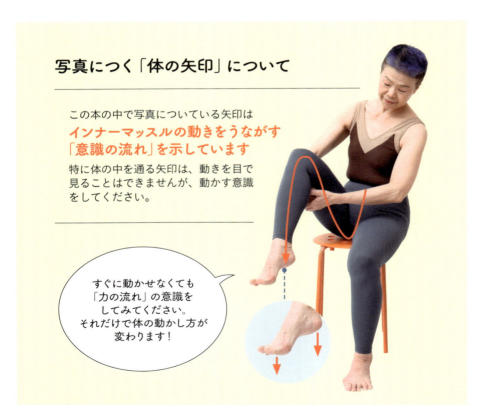

1章 体幹つなぎの基本

まずは「体幹つなぎ」をするとなぜ体の痛みや歪みがなくなるのかをお伝えします。そして「腸腰筋で体幹つなぎ」の基本になる動きを実際にやってみて、今までと体の使い方が変わる感覚を知っていきましょう。

「体幹つなぎ」の基本 ❶
「体幹」の役割とは？

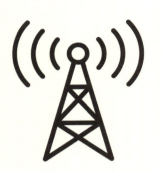

「体幹」はあなたのコントロールタワー

体幹は、体に負担のない姿勢を保ち、腕や脚、首を動かすときの軸になるところ。あなたの体の動きをコントロールする司令塔です。体幹にある骨（胸郭、背骨、肩甲骨など）の「無理のない位置」を覚えて、意識して使えるようになると、痛みや歪みのない体に自分で調整できるようになります。

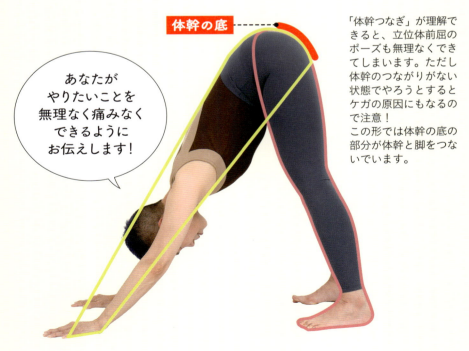

体幹の底

あなたがやりたいことを無理なく痛みなくできるようにお伝えします！

「体幹つなぎ」が理解できると、立位体前屈のポーズも無理なくできてしまいます。ただし体幹のつながりがない状態でやろうとするとケガの原因にもなるので注意！
この形では体幹の底の部分が体幹と脚をつないでいます。

「体幹つなぎ」の基本 ❷
「体幹」はどこにある?

体幹を知るには骨を知って!

体の中で、両腕と両脚、頭をのぞいた部分が「体幹」です。まさに体の中心部分ですね。体幹には心臓や肺、胃、腸など内臓を守る役割もあります。

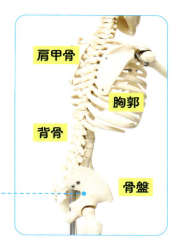

肩甲骨
胸郭
背骨
骨盤

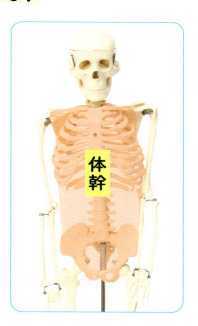

体幹

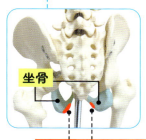

坐骨

「体幹の底」の主要部分

体幹の骨が「本来の位置」にあると体がコントロールできる!

体幹には胸郭、背骨、肩甲骨、骨盤といった骨があります。これらの骨が骨格標本のような「本来の位置」にあることで体幹つなぎができます。骨そのものは動きませんが**まわりの筋肉を動かすことで、本来の位置に整えることができます。**

「体幹の底」についてはP.15、P.64でも詳しく紹介

「体幹つなぎ」の基本 ❸
腸腰筋の使い方を知る

＼ 腸腰筋って何？ ／

上半身と下半身をつなぐ「体幹つなぎ」に大きくかかわるインナーマッスル！

腸腰筋は腰から太ももの付け根にかけて左右対称にある筋肉です。上半身と下半身とをつなぐ役割があるため、体幹つなぎに大きくかかわってきます。**腸腰筋は筋トレをして鍛えるものではありません。**固めずに、しなやかに動くようにすることで、体幹つなぎがしやすくなります。

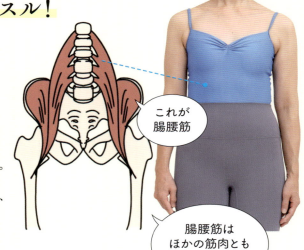

これが腸腰筋

腸腰筋はほかの筋肉とも連動します！

インナーマッスルとは？
体の深層部にあって体を支える機能を持つ筋肉

体幹のほか、上肢、下肢などの体の深い位置にある筋肉をインナーマッスルといいます。体幹にあるインナーマッスルは、体幹や背骨、関節を安定させて、日常動作や運動のサポートをします。骨や体を思ったように動かすために欠かせない筋肉です。

1章 体幹つなぎの基本

腸腰筋はどう使う?
いったん縮めて引き伸ばす

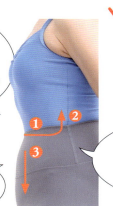

- 力の流れは
  ① おへそを背骨の方向に引き寄せ、
  ② 胸郭の中を上がるイメージ

- ③ 下は恥骨から下げる

- 慣れると手を使わなくても意識するだけで引き伸ばせるように

→ 詳しいやり方は次のページに

　腸腰筋が使えると、インナーマッスルのひとつである腹横筋が体を支え、ここからほかの部分にも動きが連動します。自ら力を入れるのではなく、自然に力の流れができるのです。**いったん縮めた腸腰筋を、縮めた分だけ引き伸ばすことで、体の内側から「ハリ」と「つながり」が生まれます。**

腹横筋って?

背中を支えていろいろな動きにかかわり内臓の位置も安定させるインナーマッスル

ウエストまわりを帯のように包んでいる腹横筋というインナーマッスルがあります。腹横筋はコルセットのような役割をしてくれるので、腹横筋が動くと体幹がしっかりと安定。次の動きに移りやすくなります。

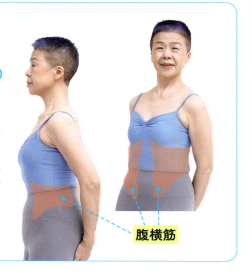

腹横筋

やってみて！ 腸腰筋の引き伸ばし

腸腰筋をうまく使えるようにするには、
普段から引き伸ばす意識をしてやわらかくしておきましょう。
最初は手でサポートして引き伸ばしてみます。
やがて手をそえなくても引き伸ばせるようになります。

Step 1 おへそを軽く後ろに押し、そのまま上に引き上げる

軽く後ろに押したときに、腸腰筋はいったん縮んでいます。

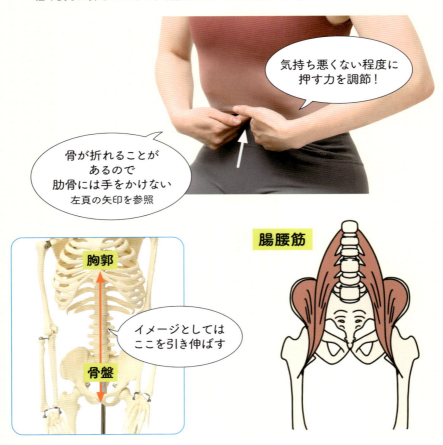

気持ち悪くない程度に押す力を調節！

骨が折れることがあるので肋骨には手をかけない
左頁の矢印を参照

胸郭

骨盤

イメージとしてはここを引き伸ばす

腸腰筋

Step 2 腸腰筋を上に引き上げながら、恥骨を下げる

胸郭と骨盤の間を上下に伸ばします。恥骨を下げることで、腸腰筋は上に縮んだ分だけ引き伸ばされます。

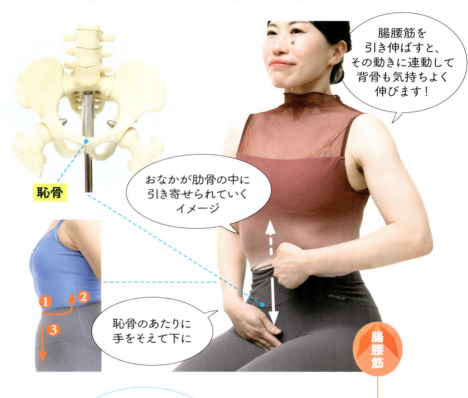

腸腰筋を引き伸ばすと、その動きに連動して背骨も気持ちよく伸びます！

おなかが肋骨の中に引き寄せられていくイメージ

恥骨

恥骨のあたりに手をそえて下に

腸腰筋

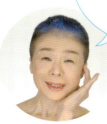

縮まった腸腰筋を引き伸ばすことで、腹筋群をはじめ、ほかの筋肉が動きだします！

このマークが出てきたら腸腰筋を意識！

体幹つなぎのプロセスの中で、特に腸腰筋を意識するところについているマークです。マークが出てきたら、その後の動きも含めて「腸腰筋の引き伸ばし」を続ける意識を！

「体幹つなぎ」の基本 ❹
「体幹がつながる」とどうなる?

① 体幹からの「力の流れ」ができる!

体幹の骨があるべき位置にあると、体幹からの「力の流れ」が生まれます。骨盤から体幹の底に向かう力の流れは、さらに脚を通って足裏へ。**足裏で跳ね返って上に向かう力の流れによって、背骨が伸ばされるのです。**

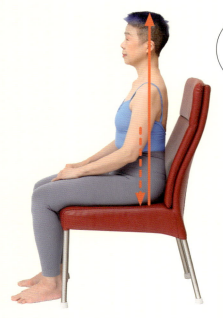

立っているだけで背骨が伸びる!

「体幹」は鍛えるのでなくつないで伸ばすもの!

座っている場合は、**座面についている体幹の底で力が跳ね返って上に向かい、背骨が伸ばされます。**腕や脚を動かすにも、この力の流れを途切れさせないことが大切です。この状態から、腹筋群、さらに手脚へと力の流れが作れます。

② ラクに、痛みなく体が動かせる！

体幹とつながった状態で腕や脚を動かすと、スムーズに力が流れるので**余計な力がいらず、とてもラクに動かすことができます**。また、1カ所に無理に力をかけないので「痛くて動かせない！」ということもありません。

階段を下りるのにひざが痛くない！

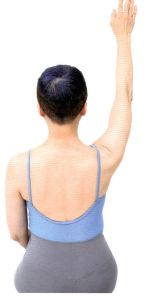

見た目もスッキリ美しく変わる

日常生活でも、「体幹とのつながり」を意識していると、今までとは体の動かし方が変わってきます。ラクなのは一番大切ですが、**外から見ても体形がスッキリと変化します**。

⬅ 次に「体幹がつながる」感覚を味わってみましょう！

実践！体幹つなぎ

まずは体幹つなぎを実感しやすい基本の動きをやってみましょう！

立ち方が若返る！

① 足裏からの体幹つなぎ

人間にとって基本になる「立つ」動作。
体幹をつなげた立ち方で重要なのは足裏です。足の指をしっかり広げて、土ふまずのアーチをしっかり作って立つと、体幹と脚がつながります。
1日1回は体幹を意識した立ち方ができているか、足裏からの確認を習慣に！

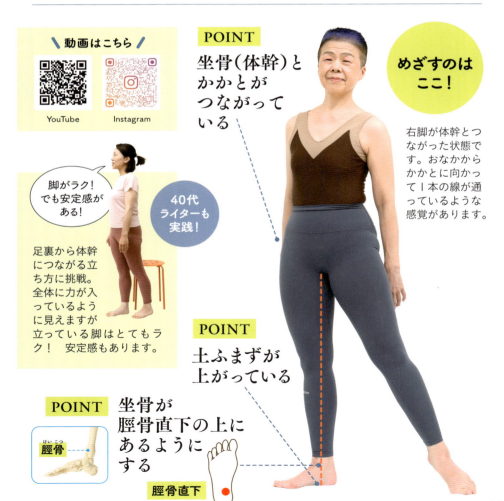

動画はこちら
YouTube　Instagram

POINT
坐骨（体幹）とかかとがつながっている

めざすのはここ！

右脚が体幹とつながった状態です。おなかからかかとに向かって1本の線が通っているような感覚があります。

脚がラク！でも安定感がある！

40代ライターも実践！

足裏から体幹につながる立ち方に挑戦。全体に力が入っているように見えますが立っている脚はとてもラク！　安定感もあります。

POINT
土ふまずが上がっている

POINT
坐骨が脛骨直下の上にあるようにする

脛骨（けいこつ）

脛骨直下

26

1章 体幹つなぎの基本

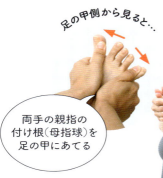

足の甲側から見ると…

両手の親指の付け根（母指球）を足の甲にあてる

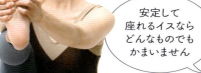

安定して座れるイスならどんなものでもかまいません

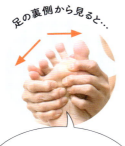

足の裏側から見ると…

左手親指を足の親指と人差し指の溝に、右手親指を足の薬指と小指の溝に添わせ扇のように広げる

Step 2 足の指を根元から広げる

足の指を根元からしっかり広げることで、立ったときの足裏が理想的な形に。外反母趾で悩む人にも足指を広げるのはおすすめです。

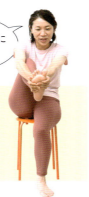

足の指ってこんなに広がるんだ！

足の親指と小指の付け根に心地よい伸びを感じるくらいの強さで広げています。普段伸ばさない部分が伸びるすっきり感が。

Step 1 イスに座る

まずはイスに座った状態で足裏の確認を。右脚から立ち方を確認していきましょう。

27

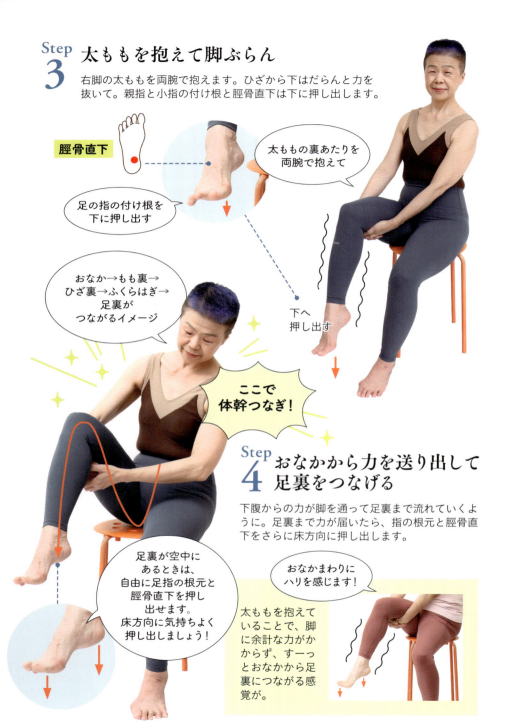

1章 体幹つなぎの基本

Step 5 足の指の付け根で床に着地したら、力を前に送り出す

右足の指の付け根全体を床につけながら立ち上がり、床をこするように前に送り出す意識を。

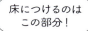
床につけるのは
この部分！

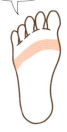

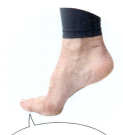

指先は
浮かせておいて！

足の指先はまだ浮かしたまま、付け根部分だけがついています。5本の指は開いたパーの状態に。

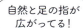
自然と足の指が
広がってる！

足の指の付け根全体を前に送り出そうとすると、自然と足の指が広がるのですね。発見です。

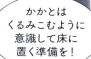
かかとは
くるみこむように
意識して床に
置く準備を！

足の指の付け根から
前に力を送り出す

29

Step 7 指先を寄せながら足裏の横アーチを作る

前に力を送り出していた足の指の付け根をできるだけかかとに寄せることで、足の親指から小指にかけて横アーチができます。さらに土ふまずもくっきりします。足の指先を床につけるときに、前に体重が移動しないように！

Step 6 かかとを寄せながら床につけ、足裏の内側と外側に縦アーチを作る

かかとをできるだけ足の指の付け根に近づけながら床につけます。これによって土ふまずが持ち上がり、つま先からかかとにかけての縦アーチができます。

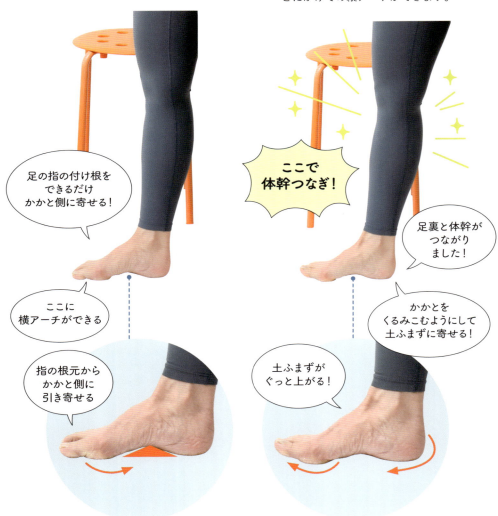

足の指の付け根をできるだけかかと側に寄せる！

ここで体幹つなぎ！

足裏と体幹がつながりました！

ここに横アーチができる

かかとをくるみこむようにして土ふまずに寄せる！

指の根元からかかと側に引き寄せる

土ふまずがぐっと上がる！

30

1章 体幹つなぎの基本

> 40代ライターも実践！

Before　　*After*

> おしりの形がスッキリ！

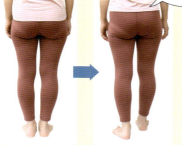

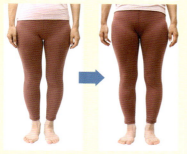

両脚とも足裏を意識して、体幹とつながる立ち方に。力を入れているわけでもないのに脚全体がピンと伸びていて、おしりもきゅっと持ち上がっています。なぜ!?

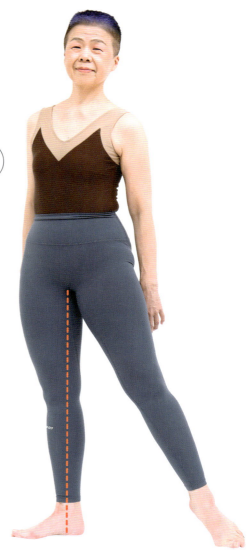

Step 8　体幹がつながる立ち方が完成！

脛骨直下の真上に坐骨がある状態に。左脚も同じように体幹とつなげて立ちます。

実践！体幹つなぎ

そり腰が気になる人におすすめ！

② 骨盤を下げる

ここからは腸腰筋からの力の連動を活かしましょう。
安定した背中から体幹の底へのつながりを作り、そり腰を防ぎます。

Step 1 親指で骨盤を下に押し、残り4本の指でおしりを下げる

骨盤を前に押すのではなく、真下に下げます。

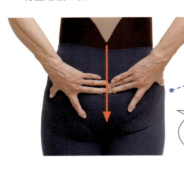

脚の付け根を前に押し出さないように！

横から見ると…

Step 2 骨盤から坐骨に向かって押す力で体幹の底をしっかりと感じ取れる

体幹の底の位置がしっかり安定すると、腰も安定し、ぽっこりおなかも、そり腰も改善することができます。

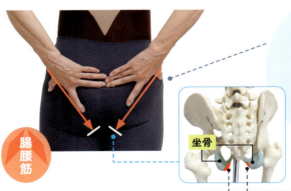

腸腰筋

坐骨

「体幹の底」の主要部分

横から見ると…

実践！体幹つなぎ
③ 脇を背骨中心に寄せる

> 背中が丸い、巻き肩の人におすすめ！

気がつくと、背中が丸まっている、巻き肩になっているなど、姿勢が崩れがちな人は日常的にこれを意識してみてください。ただ「背筋を伸ばす」のではなく、脇からおしりまでの体幹をつなぎましょう！

Step 1 鎖骨を横に長く引く

「私の鎖骨は横に長い！」とイメージすると、自然と姿勢が変わります。

> 自分の鎖骨が横に伸びるのをイメージ

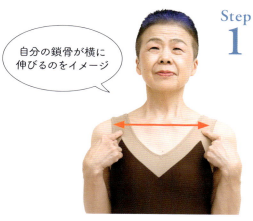

Step 2 脇腹からおしりまで背骨の中心に寄せていく

腸腰筋を引き離しながら、脇腹、腰、おしりと順番に寄せていきます。おしりは締めないように！

> 脇を寄せることで肩甲骨もやさしく中心に寄ります

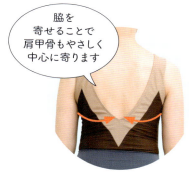
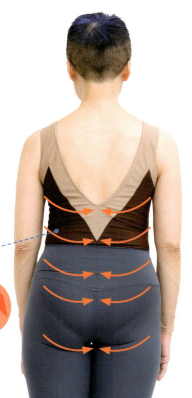

腸腰筋

実践！体幹つなぎ

④ おしりを中心に寄せて吸い上げる

これは立っているときに意識する使い方です。
体幹の底の位置や動きがしっかりと感じられると、立っているとき、歩いているときに、余計な力がかからなくなります。

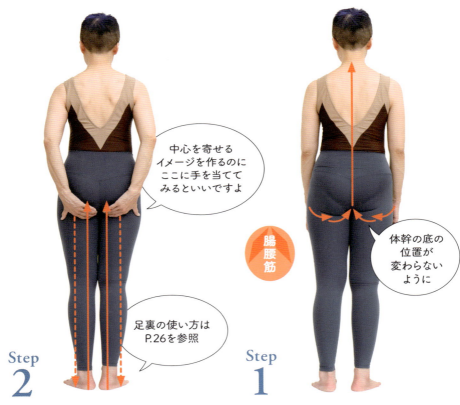

Step 2　足裏からおしりに向かって吸い上げる

次に、脚を体幹の中に吸い上げるのをイメージしてください。足裏が正しく地面についているかもP.26を参照にして意識を。

Step 1　おしりを中心に寄せて、体幹の中に吸い上げる

おしりは締めずに中心に寄せる意識を。腸腰筋を使っておなかを縦に伸ばすことで、体幹の中に吸い上げます。

実践！体幹つなぎ
⑤ 肩甲骨ストレッチ

肩の張り、痛みのある人におすすめ！

肩甲骨と腕のつながりを作る体幹つなぎです。
気がつくと肩甲骨の動きが固まり、
肩に痛みを感じる人にもおすすめです。
立っていても座っていてもできますよ。

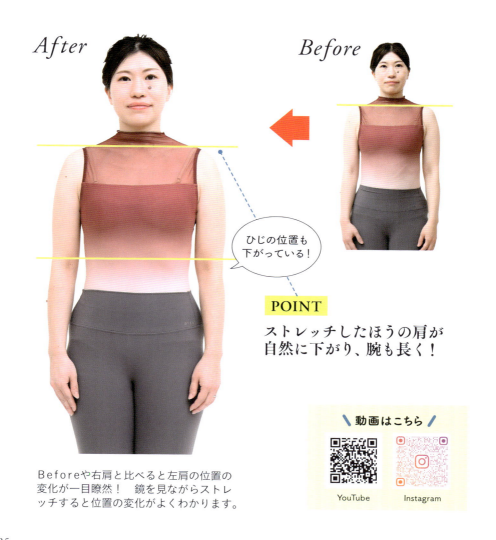

After / *Before*

ひじの位置も下がっている！

POINT

ストレッチしたほうの肩が自然に下がり、腕も長く！

Beforeや右肩と比べると左肩の位置の変化が一目瞭然！　鏡を見ながらストレッチすると位置の変化がよくわかります。

動画はこちら

YouTube　Instagram

Step 1 指先を肩につける

ひじを下げて、指先を軽く肩にのせます。反対側の腕は自然に下ろしておいて。

脇を前に向けるとひじは自然に前に上がります

脇の下は真正面に向けて

ここで体幹つなぎ！

POINT
脇の下から腕を動かす意識

腸腰筋

POINT
左の脇腹を背骨の方向に寄せる (P.33参照)

Step 2 脇全体を寄せて肩甲骨を腕とつなぐ

腸腰筋を引き伸ばしながら、脇腹を背骨の方向に寄せることで肩甲骨と腕が自然につながります。

この面が後ろに移動していくイメージで

POINT
ひじから脇全体がひとつの面だと意識

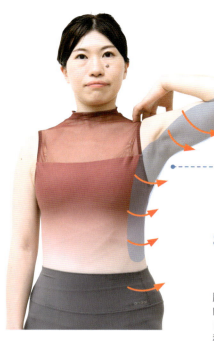

POINT

脇腹の面が
ねじれないように
注意しながら、脇の下を
背骨の方向に動かす

Step 3 脇の下を真横に移動させる

腕を動かすのではなく、脇の下を背中側に向けていくと、ひじから脇の面全体がそのまま移動します。腕も自然にそれについて移動します。

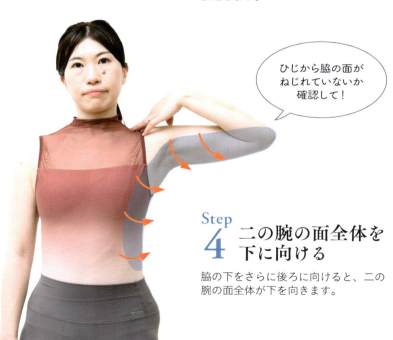

ひじから脇の面が
ねじれていないか
確認して！

Step 4 二の腕の面全体を下に向ける

脇の下をさらに後ろに向けると、二の腕の面全体が下を向きます。

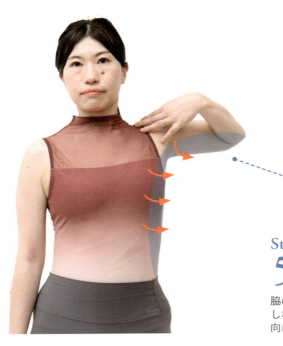

POINT

ひじが下に
下がらないように。
脇の下からひじは
長い状態で
面の向きを保って

Step 5 脇の下を背中側に向けていく

脇の下からひじをできるだけ引き離しながら、脇の下をさらに背骨の方向に寄せていきます。

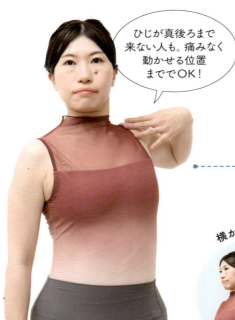

ひじが真後ろまで来ない人も。痛みなく動かせる位置まででOK！

Step 6 ひじを後ろにしっかり引き離す

脇の下を後ろに向けてしっかり引っ張ることで、肩甲骨の位置がはっきりと感じられます。

POINT

ひじをしっかり
引き離すことで、
肩が上がりにくくなります

横から見ると…
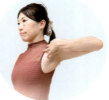

後ろから見ると…
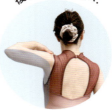

1章 体幹つなぎの基本

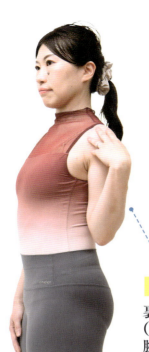

Step 7 上腕を下に下ろす

ひじが背中側に来た状態のまま、脇の下から腕を体につけていきます。

後ろから見ると…

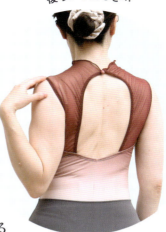

POINT
裏脇
(脇の背中側)に
腕の内側をつける

Step 8 手を下に下ろす

肩に置いていた手を体に添うように下ろします。反対側も同じようにやってみてください！

POINT
上腕は裏脇に
ついたまま

後ろから見ると…

前から見ると…

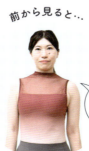

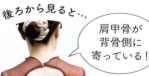

肩甲骨が背骨側に寄っている！

こちらが本来の肩の位置

39

体幹つなぎ覚えておいて❶
「つなぐ」と同じくらい「分ける」も大事！

この本の中には、「体幹と脚をつなぐ」という表現だけでなく、「体幹と脚を分ける」という表現も出てきます。「体幹つなぎ」なのに、なぜ分けるのかと不思議に思われるかもしれません。

体を「分ける」ポイントになるのは「関節」です。**股関節で体幹と脚は分かれますし、ひざや足首でも分かれます。**そして、**体を痛みなく歪みなく使うためには、すべての関節の機能を十分に使って、曲げ伸ばししたいのです。**考えてみてください。ガムテープでひざや足首をぐるぐる巻きにされた状態で体を動かすことになったら、想像するだけで不自由で痛いに違いありません。

関節によって体が無理なく分けられることで、体幹からの力の流れが途切れずにつながります。電車の連結部分は自在に伸び縮みすることで急なカーブも曲がることができますが、車両どうしが切れてしまうことはないですよね。それと似たイメージです。

「体幹つなぎ」の際には、分けられる感覚を感じてみましょう。例えばひざ裏〜もも裏が長く使えているときは、骨盤と脚はしっかり分けられています。

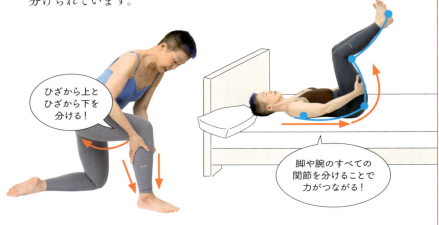

ひざから上とひざから下を分ける！

脚や腕のすべての関節を分けることで力がつながる！

2章

「体幹つなぎ」で1日をすごそう

いつも通りの1日の中でも、体幹つなぎを意識すると今まで感じてきた痛みやつらさがなくなっていきます。1日のシーンごとに体幹つなぎの方法をお伝えしていきます。取り入れやすいものからやってみてくださいね。

Scene 1
朝起きてすぐの習慣に！
ベッドでできる体幹つなぎ

朝、目が覚めたら起き上がって活動を始める前に足裏から全体の体幹つなぎをしておくと、驚くほど1日の動作がスムーズになります。

Step 1 体をまっすぐあお向けに寝る

朝、目が覚めたら、まずはあお向けに。体と脚をまっすぐ伸ばします。

動画はこちら

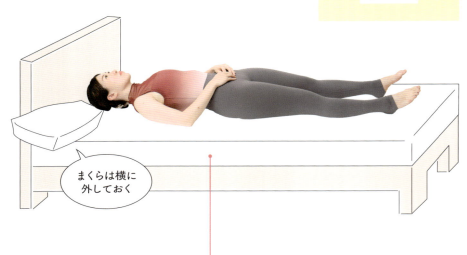

まくらは横に外しておく

ふとんの場合 ふとんの場合も同じように、まずは体と脚をまっすぐ伸ばしてあお向けに寝ます。

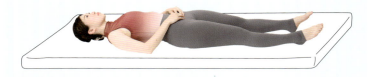

42

Step 2 ひざを立て、手はヘッドレストに

両手をヘッドレストにあてて、軽くひじが曲がる位置まで体を移動させます。両脚は体幹と足裏のつながりを意識しながら、ひざ裏を高くします。

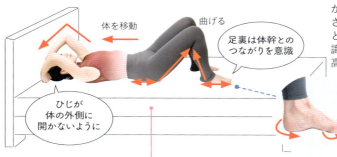

P.30 Step6を参照

ふとんの場合
ふとんの場合はヘッドレストがないので、腕を体の横に下ろし、手で敷きふとんをぎゅっとつかみます。両ひざ裏を高くするのはベッドと同じ。

Step 3 ヘッドレストを押しておしりをかかと方向に押し出す

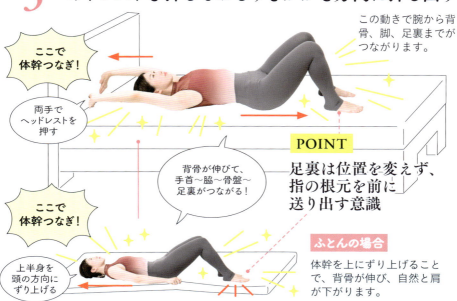

この動きで腕から背骨、脚、足裏までがつながります。

POINT
足裏は位置を変えず、指の根元を前に送り出す意識

ふとんの場合
体幹を上にずり上げることで、背骨が伸び、自然と肩が下がります。

> もっとできる人は
> やってみて！

背骨を伸ばして体幹つなぎをするだけでも十分ですが、起き上がる前に「脇の引き込み」や「背骨のストレッチ」をすると、さらに気持ちよく1日を始められます。

脇の引き込み

\ 動画はこちら /

Step 1 体を横向きにする

ベッドから降りる方向に体を横向きに。骨盤は坐骨に向かって押す意識を。

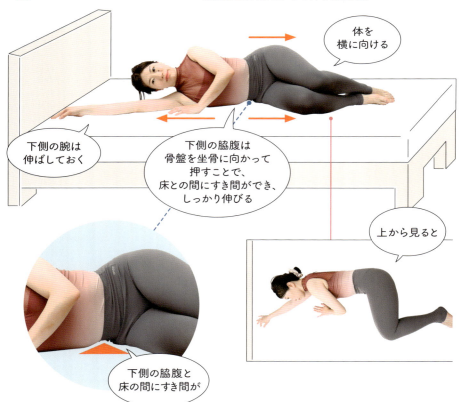

体を横に向ける

下側の腕は伸ばしておく

下側の脇腹は骨盤を坐骨に向かって押すことで、床との間にすき間ができ、しっかり伸びる

上から見ると

下側の脇腹と床の間にすき間が

2章 「体幹つなぎ」で1日をすごそう

Step 2 腕を体の前に出し、脇を引き込む

POINT
下側の脇を背中側に引き込む

下側の腕を体の前に出し、下側の脇を背中側に引き込むと、自然に反対側も脇に引き込まれます。脇腹と背中が気持ちよく伸びます（P.33を参照）。

下側の脇腹と床の間にすき間がさらに広がる

背骨のストレッチ

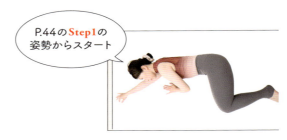

P.44のStep1の姿勢からスタート

Step 1 肩甲骨を後ろに引く

腸腰筋を使って、胸郭の形を保ちながら背骨をひとつずつ動かしていきます。まずは肩甲骨を後ろに引いてはがします。(P.145参照)

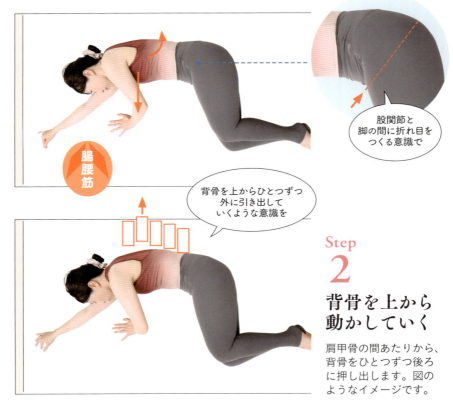

股関節と脚の間に折れ目をつくる意識で

腸腰筋

背骨を上からひとつずつ外に引き出していくような意識を

Step 2 背骨を上から動かしていく

肩甲骨の間あたりから、背骨をひとつずつ後ろに押し出します。図のようなイメージです。

Step 3 背骨を下まで動かしたら、おしりを下げながら下腹を後ろに押す

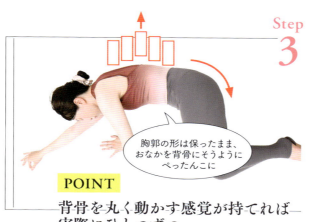

胸郭の形は保ったまま、おなかを背骨にそうようにぺったんこに

POINT
背骨を丸く動かす感覚が持てれば実際にひとつずつ動かなくてもOK！

下腹で腰椎を後ろ下に押す意識。

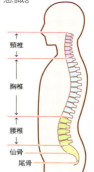

頸椎 / 胸椎 / 腰椎 / 仙骨 / 尾骨

Step 4 背骨を腰椎から上に向かってひとつずつしならせる

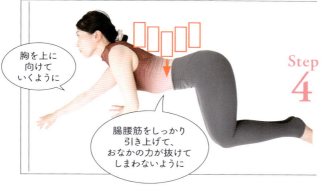

胸を上に向けていくように

腸腰筋をしっかり引き上げて、おなかの力が抜けてしまわないように

腸腰筋や腹横筋（P.21参照）を使って、おなかや背中を安定した状態で保ちながら、しならせます。

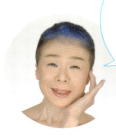

最初は背骨が動く心地よさを感じられれば十分です。
何度も繰り返していくと、背骨の中で自分が意識を向けた部分を動かせるようになります。
私も毎朝ベッドの中でこの背骨ストレッチをしています。
背骨を動かせるようになって、体幹つなぎが今まで以上にやりやすくなりました

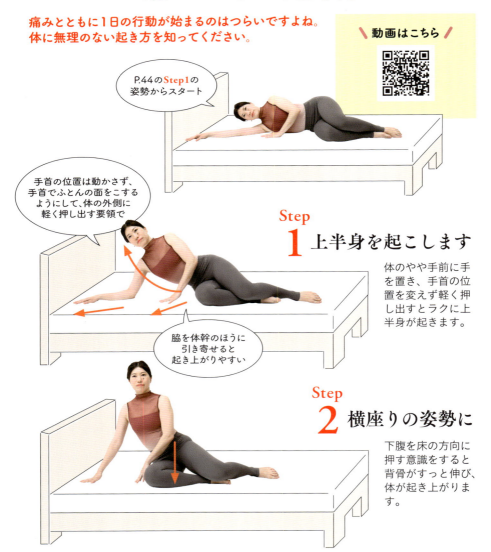

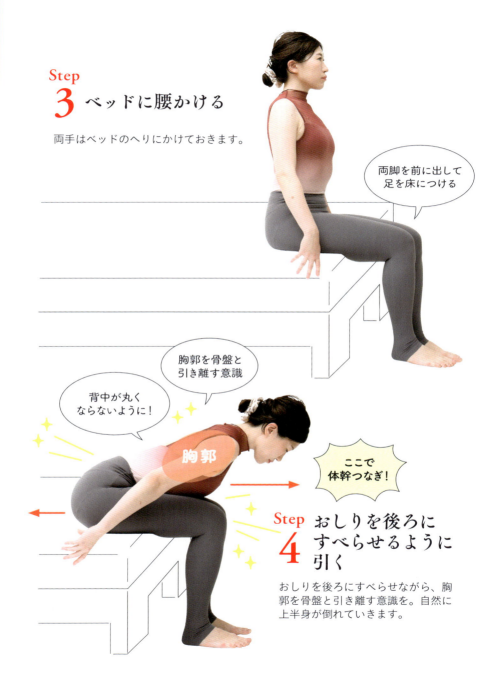

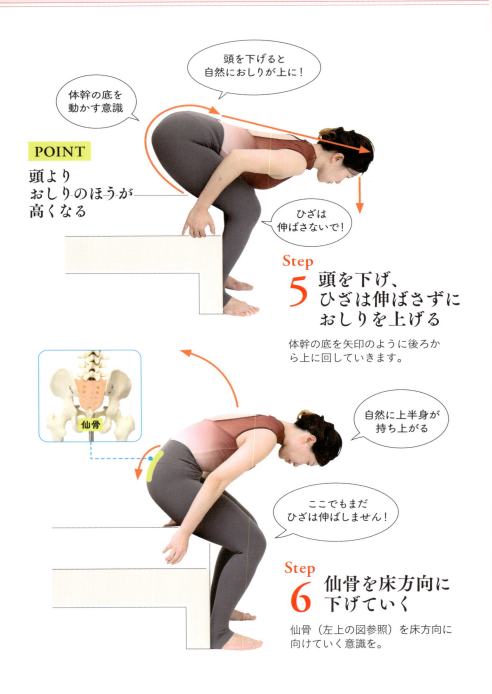

2章 「体幹つなぎ」で1日をすごそう

Step 7 脚を体幹に引き込む

床方向におしりを押しながら、股の内側を体幹の中に吸い上げるように引き込む意識。

> 仙骨から体幹の底をくぐった力の流れが、股の内側に

> 体をしっかり支えられる状態に

Step 8 無理なくラクに立つ

頭から足裏までまっすぐ軸が通った状態になります。無理な力を入れずに立てます。

> P.44のStep1の姿勢からスタート

\動画はこちら/

ふとん編

> 手首の位置は動かさず、こするように体の外側に軽く押し出す要領で

Step 1 手首を軽く押し出し、上半身を起こす

体のやや手前に手を置き、手首の位置を変えず軽く押し出すとラクに上半身が起きます。

Step 2 横座りの姿勢に

下腹を床方向に押すと、背骨がすっと伸びた横座りに。

POINT 下腹を床方向に押す意識で背骨を伸ばす

> 両手を支えにおしりを180度回転させる

> 矢印方向におしりを動かしていく

Step 3 体を180度回転させる

おしりを持ち上げながら、ふとんが体の正面に来るように体を180度回転させます。

> 足もおしりに連動して移動します

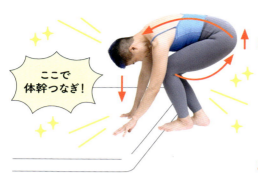

Step 4 ひざは伸ばさずにおしりを上げる

ひざは伸ばさず、低い位置でおしりを上げます。

ここで体幹つなぎ！

Step 5 おしりを床方向に下げる

仙骨（下の図参照）を下げていくイメージです。

POINT
おしりを下げることで、自然と上半身が持ち上がる

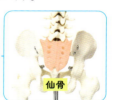

仙骨

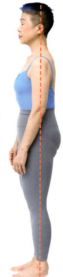

Step 7 無理なくラクに立つ

床に座った姿勢から立ち上がるときにも使える動きです。

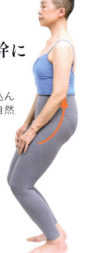

Step 6 両脚を体幹に引き込む

両脚を体幹の中に引き込んでいく意識を。すると自然にひざが伸びます。

Scene2
メイク前に
フェイスラインもスッキリ！
首のストレッチ

スマホを見たり、パソコン作業をしていたりすると、
いつの間にかあごを引きすぎた状態で固定されていませんか？
あごがたるんで老けて見えるだけでなく、姿勢も崩れます。
朝、鏡の前に立つときには首の位置調整を習慣に！

1 首の位置を調整する

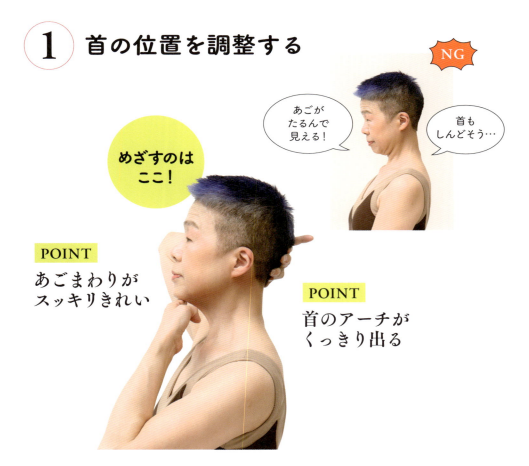

横から見ると…

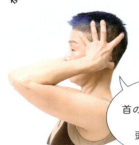

親指は首の後ろを支えて、残りの指は頭の横に置く

Step 1 側頭部に手を置く

力は入れず、そっと置くだけでOK。

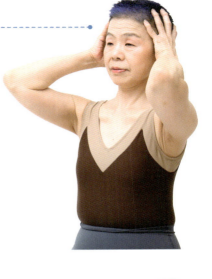

後ろから見ると…

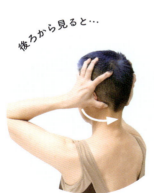

POINT
第一頸椎を後ろに引く

第一頸椎

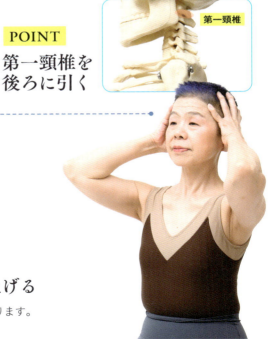

Step 2 親指を軸に、頭を軽く持ち上げる

首がふっとラクになる感覚があります。

2 軸をまっすぐ立てて首を動かしてみる

動画はこちら

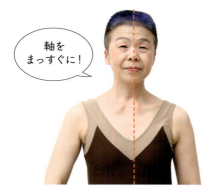

軸をまっすぐに！

Step 1 首を正面に向ける

首の骨と背骨がつながる意識を持って。

POINT
首は背骨の一部と意識

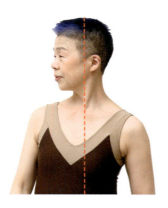

Step 2 左右の肩甲骨の間あたりから首を右に向け、左目で見る意識をする

可動域が大きく、ラクに動かせます。

POINT
軸をずらさないように首を回す

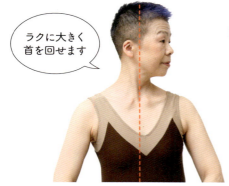

ラクに大きく首を回せます

Step 3 同じように背骨を使って首を左に向ける

背中からしっかりと首が動く心地よさも味わって。

2章 「体幹つなぎ」で1日をすごそう

③ 軸をぶらさずに耳を下に向ける

動画はこちら

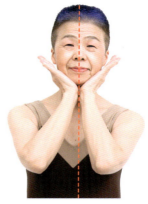

Step 1 あごを挟むように両手をあてる

手で支えることで軸がぶれにくくなります。

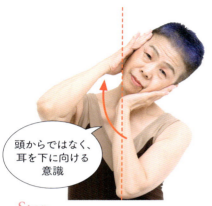

頭からではなく、耳を下に向ける意識

Step 2 手で顔を挟んだまま耳を左に倒す

首の右側が心地よく伸びます。

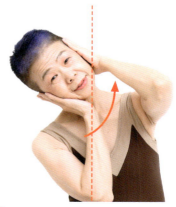

Step 3 同じように耳を右に倒す

今度は首の左側がしっかり伸びます。

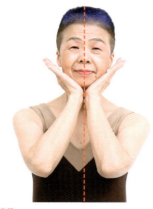

Step 4 顔を正面向きに戻す

首がまっすぐスッキリします。

Scene3
通勤中に使える体幹つなぎ！
体がラクなバッグの持ち方

重たいバッグを持ち歩いていると、バッグを持つ側の肩が上がる、
バッグを持つ腕が下に引っ張られるなど、体が傾いている人が多いもの。
体幹つなぎ、腸腰筋を使うことを意識すると、
体を歪めずラクにバッグが持てます。

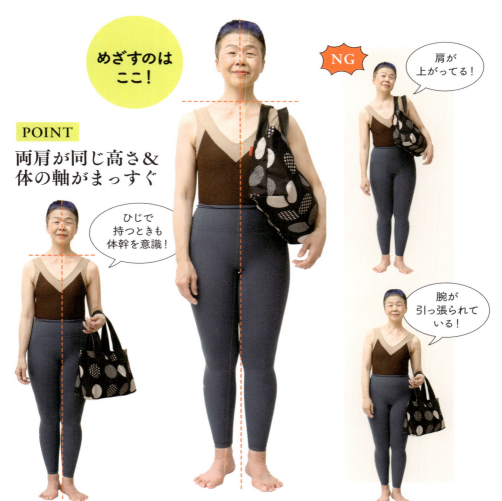

めざすのは
ここ！

POINT
両肩が同じ高さ＆
体の軸がまっすぐ

ひじで持つときも体幹を意識！

NG

肩が上がってる！

腕が引っ張られている！

58

2章 「体幹つなぎ」で1日をすごそう

\ バッグを持つ前に まずはこの体幹つなぎ！ /

実践！体幹つなぎ
❸ 脇を背骨中心に寄せる

P.33を参照

「脇を背骨中心に寄せる」の動きによって、腸腰筋も動き、体が安定します。

腸腰筋

脇腹からおしりまでを背骨の方向に寄せる！

鎖骨を長く広く保つ

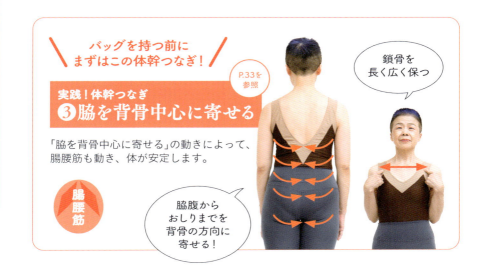

Step 2
自然に肩が下がった状態でバッグを持つ

もう片方の腕も **Step1〜2** をやって両肩が下がった状態になってから、肩かひじでバッグを持ちます。

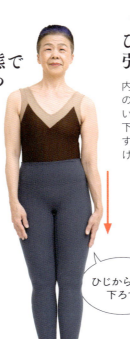

ひじから下を下ろす

\ そしてこれをやって！ /

Step 1
ひじを下に引っ張る

内側上顆（ひじの内側にある硬い骨の部分）を下に引っ張ります。肩の力で下げるのはNG！

内側上顆

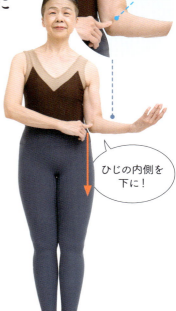

ひじの内側を下に！

59

Scene 4
電車の中で体幹つなぎを！
腕・肩がつらくないつり革の持ち方

朝や夜の通勤電車内も体幹つなぎが役立ちます。
体幹からつながる足裏（P.26）で立ち、背中をしっかり保てると、
電車の揺れで体がグラグラするのも防げますよ！

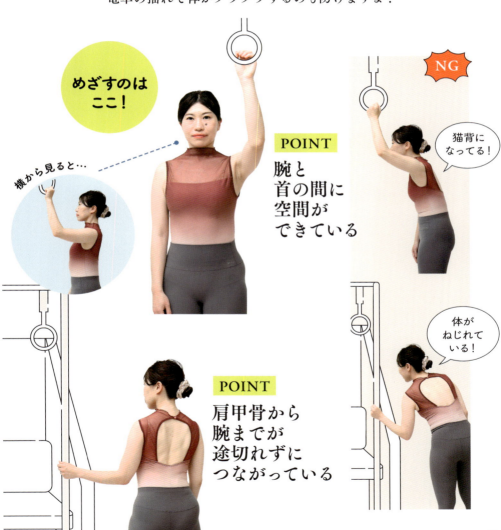

めざすのは ここ！

横から見ると…

POINT
腕と首の間に空間ができている

NG

猫背になってる！

体がねじれている！

POINT
肩甲骨から腕までが途切れずにつながっている

2章 「体幹つなぎ」で1日をすごそう

> つり革を持つ前に
> まずはこの体幹つなぎ！

実践！体幹つなぎ ❷ 骨盤を下げる

P.32を参照

骨盤が上がっていると、そり腰になりやすく、おしりが広がって、腰に負担がかかります。また脚も歪みます。骨盤を下げておしりが中心に集まると、立ち姿勢が安定します！

実践！体幹つなぎ ❸ 脇を背骨中心に寄せる

P.33を参照

腰から下だけでなく、上半身も体幹つなぎを意識することで立ち方がぐっと安定します。

腸腰筋

脇腹からおしりまでを背骨の方向に寄せる！

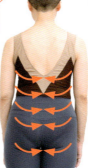
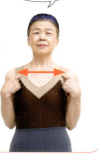

鎖骨を長く広く保つ

> 次にこれをやって！

肩甲骨と腕をつなげる

つり革やポールを握っていて、だんだん肩や腕が痛くなるのは、肩や腕の力だけを使っているから。肩甲骨からひじを通って手首まで、力の流れをつなぐイメージで体幹をつなぎます。

この意識でつり革をつかんで

腸腰筋

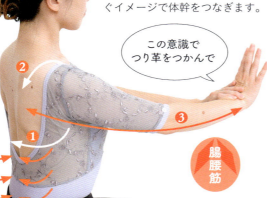

動画はこちら

脇を背中側に引き込み❶、肩甲骨を後ろに回しながら下げる❷意識

手首と肩甲骨が引き合う力の流れが生まれます❸。

61

Scene 5
勝手に背骨が伸びる座り方&立ち方

座ったときに、脚を組みたくなる、ひざが開いてしまうのは、体幹がつながった状態になっていないから。イスから立つ、座るは日常動作の基本。体幹がつながると、体が安定し、美しい立ち居ふるまいに。

40代ライターも実践！

「無意識だとひざが開いちゃう！」

Before

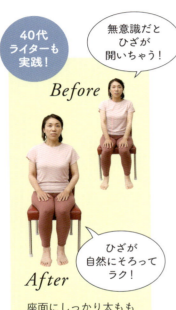

「ひざが自然にそろってラク！」

After

座面にしっかり太ももがのって安定感があります。とってもラクなのに姿勢もきれいですよね。

\ 動画はこちら /

めざすのはここ！

上半身がカチカチになるほど力を入れなくても、ラクに背骨が伸びます！

POINT
背骨もおなかも自然に伸びる

POINT
もも裏がイスの座面に広くつき、深く座れている

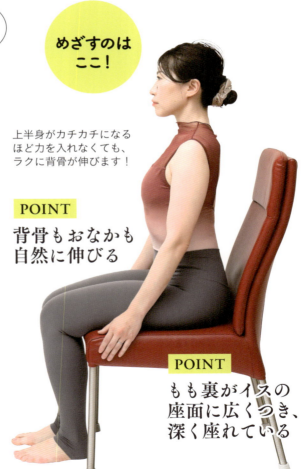

62

2章 「体幹つなぎ」で1日をすごそう

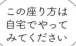

> この座り方は自宅でやってみてください

Step 1 イスの前に立つ
座面のすぐ前に立ちます。

POINT
座面が深いイスは座面をまたぐ

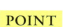

Step 2 イスの座面をまたぐ
座面が広く、背もたれまでの距離が遠いときは、またぐ位置を背もたれに近づけて。

> 背もたれにおしりをつけたときに、骨盤と脚の間に折れ目ができるのが、またぐ位置の目安！

Step 3 背もたれにおしりをつける
イスの座面の前を手で支えつつ、胸郭と坐骨を引き合いながらおしりを後ろに引きます。

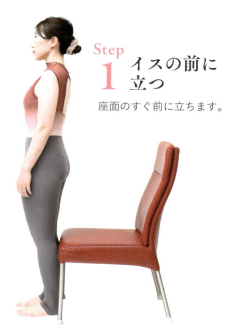

> 体幹の底ともも裏が背もたれにつくように

POINT
背もたれにつくまでおしりを後ろに引く

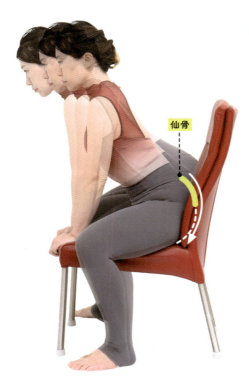

Step 4 おしりを座面に向かってすべらせる

仙骨を下げていくイメージ。両手を座面についてすべらせることで、体が安定します。

POINT
おしりは背もたれにつけたまますべらせる

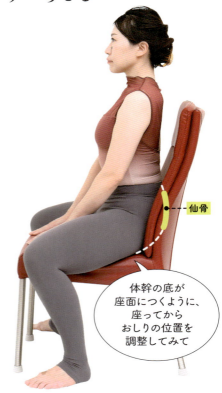

体幹の底が座面につくように、座ってからおしりの位置を調整してみて

Step 5 仙骨を床方向に下げて背骨を起こす

体幹の底を座面につけることで、すでに背骨はまっすぐになっています。

「体幹の底」って？

骨盤の一番下を支える部分です。座るときは、座面に体幹の底をつけるのを意識すると、体が安定し、自然に背骨が伸びます（P.15参照）。

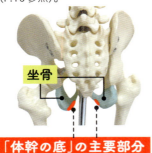

64

Step 6 ひざ小僧をおしりに向かって押しながら右脚を真ん中に寄せる

両手でひざ小僧を押しながら、右脚を体の正面に持ってきます。

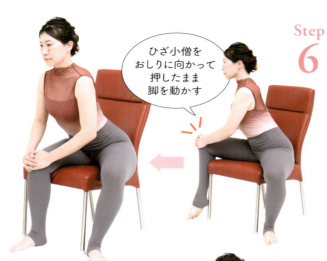

Step 7 同様に左脚も真ん中に寄せる

左脚のひざ小僧をおしりに向かって押しながら脚を動かして、両脚を体の正面でそろえます。

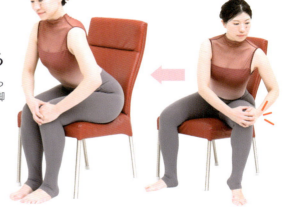

Step 8 背筋がすっと伸びた座り方に

仙骨を下げて体幹の底をつけ、背骨から上半身を起こして座ります。

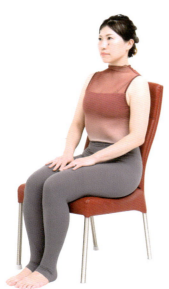

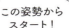

立ち上がるとき

おしりから動かしていくことで、ラクに立ち上がることができます!

Step 1 おしりを座面の前側にスライドさせる

ひざ裏がイスについているより、動きやすくなります。

「イスの横を手で支えながらスライド」

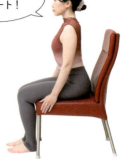

「この姿勢からスタート!」

Step 2 前にスライドしたおしりを背もたれ側に少し引く

胸郭は、地面と水平になるまで倒します。

「おしりを後ろからつままれているような意識で」

POINT 胸郭の形は崩さず、胸郭とおしりを引っ張り合う意識で

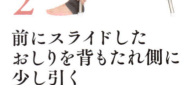

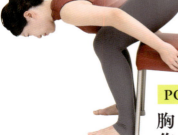

「おしりを上げることで自然に頭が下がる」

POINT 胸と太ももが作る角度は保ったままで!

Step 3 おしりを上に上げる

おしりを上げすぎて、ひざが伸びないように気をつけて。

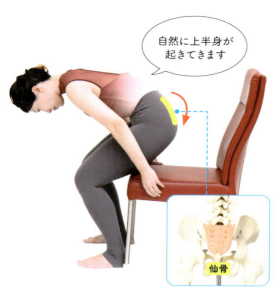

Step 4 仙骨を下げていく

仙骨を下げる動きに連動して上半身が起きるイメージ。

POINT

ひざはまだ伸ばさないで！

> 自然に上半身が起きてきます

仙骨

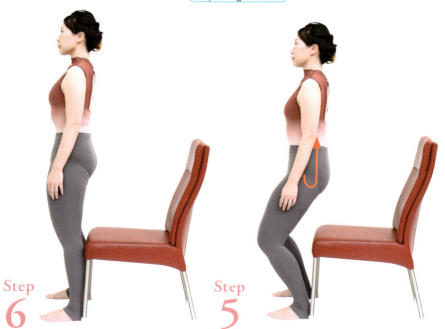

Step 6 ひざを伸ばして立つ

腰やひざに痛みがある人も、痛みを感じずに立てます。

Step 5 おしりを体幹の中に吸い込んでいくように意識する

背骨が伸びたら、脚も体幹の中に収納されていくのを意識すると、自然とひざが伸びていきます。

背もたれのないイスに座るとき

丸イスなど背もたれがないイスに座る場合は、壁を背もたれ代わりに使えば座り方を練習できます。体幹つなぎが身についてくれば、背もたれや壁のあるなしにかかわらず、できるようになります。

Step 1 イスの前に立つ

丸イスを壁につけて置き、その前に立ちます。

> イスを壁の前に置きます

Step 2 坐骨からもも裏を前に送り出す意識

脚の付け根に折れ目ができるように坐骨の位置を意識し、下腹から体幹の底を床方向に押し、もも裏を前に送り出します。

> 背中が前に倒れないように！
> ここに折れ目ができるように
> 坐骨

Step 3 もも裏をイスのへりにつけ座面になめらかにそわせていく

もも裏を長く伸ばす意識をし、胸郭のハリをキープしておくと、ドスンと腰を落とさず美しく座ることができます。

> 骨盤から坐骨を押す意識も忘れず！

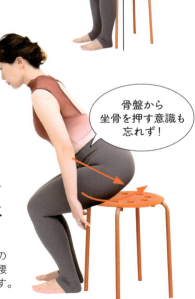

Step 4 胸郭と坐骨を引き合いながら、おしりを後ろに引いて壁につける

坐骨を後ろに引いて、もも裏が長く使えていると、骨盤と脚の間にきれいに折れ目ができ、ラクに座れます。

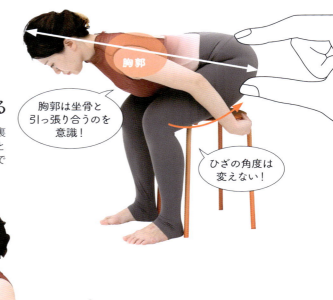

胸郭は坐骨と引っ張り合うのを意識！

ひざの角度は変えない！

Step 6 背骨がまっすぐ伸びる

壁にぴったりと背中がついた状態に。

Step 5 おしりが壁についたら、仙骨を下げる

自然に上半身が上がっていきます。

2章 「体幹つなぎ」で1日をすごそう

長イスに座るとき

Step 1 おしりを背もたれに近づけていく

胸郭の形を保ちながら、カーブを描くようにおしりを下げる。

電車のシートやベンチなどは、背もたれにおしりをつけたくてもまたぐことができません。特に、公共の場では、できるだけ動きを少なく、でもラクな座り方をしましょう。

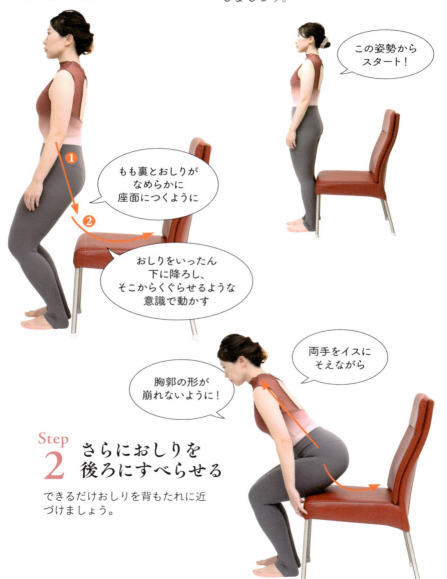

Step 2 さらにおしりを後ろにすべらせる

できるだけおしりを背もたれに近づけましょう。

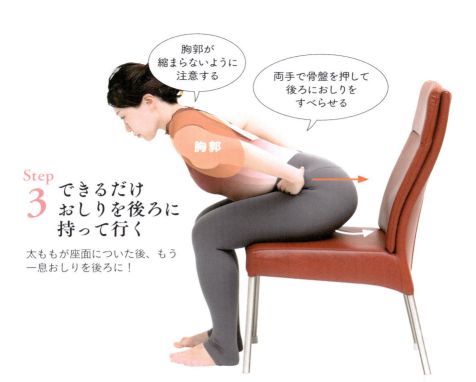

Step 3 できるだけおしりを後ろに持って行く

太ももが座面についた後、もう一息おしりを後ろに！

胸郭が縮まらないように注意する

両手で骨盤を押して後ろにおしりをすべらせる

胸郭

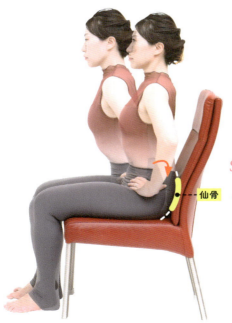

Step 4 仙骨を下げて、上半身を起こしていく

そして両手で骨盤を下げることで、体幹の底が座面につきます。

仙骨

\ Column /
実は無理して座ってる?
一番ラクな座り方探し

**体が安定しなくておしりをモゾモゾ、しばらくすると腰が痛くなってくる。
それは一番ラクに座れる部分が座面についていないから!
ラクに座れるだけでなく、おしりの形も美しくなる座り方をお伝えします。**

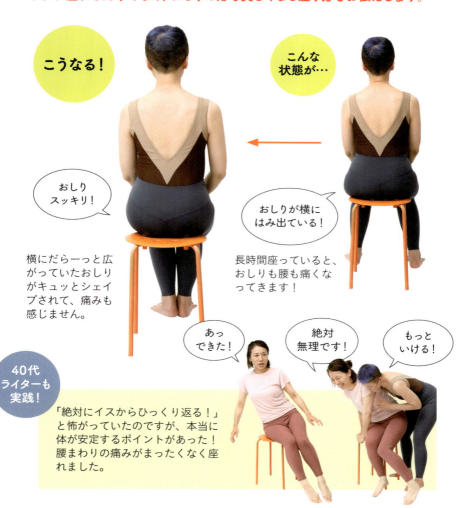

2章 「体幹つなぎ」で1日をすごそう

Step 1 おしりの左側を一瞬で座面につける

軽く体を浮き上がらせて、一瞬でおしりの一点を座面につけます。

Step 2 できるだけ小さい面積を座面につけて座る

体が安定するポイントが必ずあるはずです。

これでも安定して座れます！

おしり横のでっぱり、大転子あたりをつけていきます

POINT
体が平行四辺形に収まるイメージ

大転子

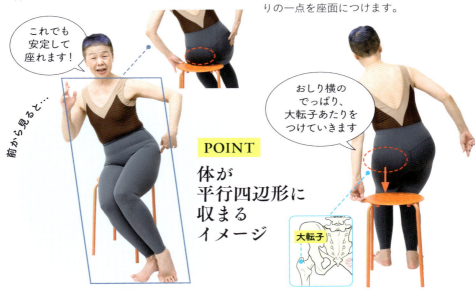

Step 3 座面についていない側のおしりを手で寄せてくる

すでに座面にのっている左側のおしりに、右側のおしりを寄せます。

手を使っておしりをイスに寄せて

Step 4 「ラク！」と感じる座り方に

おしりが無理なく中心に寄って締まり、背骨も伸びているので、疲れずに座れます。

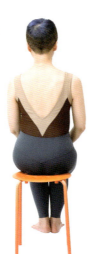
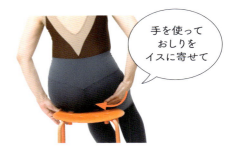

Scene6
デスクワークがメインの人に！
PC作業中の体幹つなぎ

長時間PC作業をしていると、肩こりや腰の痛みといった悩みは避けられないものと思っていませんか？ 体幹つなぎを覚えれば、そういった悩みともサヨナラできます。

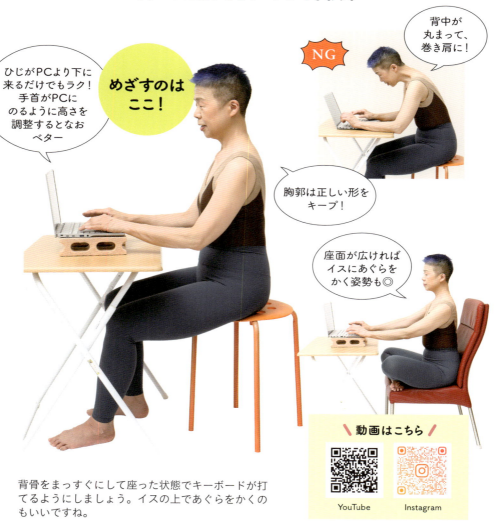

背骨をまっすぐにして座った状態でキーボードが打てるようにしましょう。イスの上であぐらをかくのもいいですね。

2章 「体幹つなぎ」で1日をすごそう

PC作業で腰や背中が固まってしまったら！

①〜③の動きで肩甲骨、背骨、骨盤を動かして体幹つなぎをしましょう。

1 固まりがちな背骨と肩甲骨を動かす

POINT

バストトップは前に向けたまま、脇を後ろに引き寄せながら、下腹で肩甲骨を後ろに押す

P.46「背骨のストレッチ」を参照して

Step 1 両手を組んで斜め前に伸ばす

腸腰筋を引き伸ばしながら下腹を下げます。

肩甲骨が動くと背骨も動かせる！

腸腰筋

Step 2 両腕を後ろに伸ばして背骨をしならせる

肩甲骨の間から腰に向かって背骨をひとつずつ動かす意識を。くわしくはP.46〜47を参照して。

首をそらすのではなく背骨をしならせる動きを

背骨が動く心地よさを感じましょう！

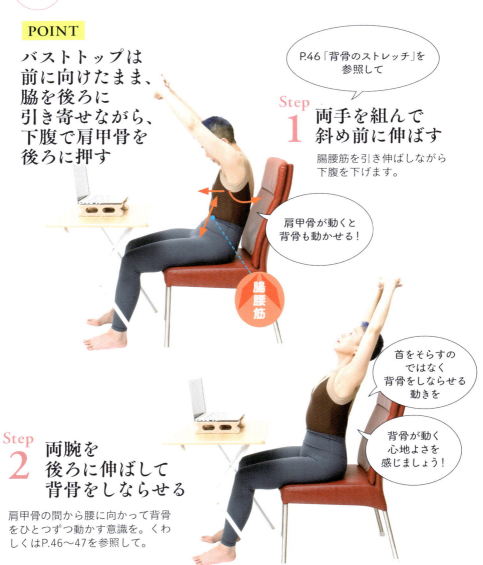

75

② 肩甲骨はがしをする

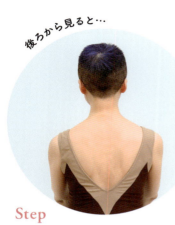

後ろから見ると…

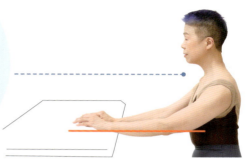

Step 1 両手首をデスクの上にのせる

ひじは手首よりも軽く下に下げます。

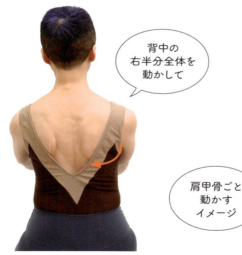

背中の右半分全体を動かして

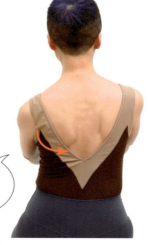

肩甲骨ごと動かすイメージ

Step 3 同じように右の脇腹を寄せる

背中が動く心地よさが感じられます。

Step 2 左の脇腹を寄せる

脇腹を寄せることでなめらかに痛みなく肩甲骨がはがれます。

3 イスを使って背骨を動かす

Step 1 背もたれに右ひじをかけて、骨盤を動かす

右側の骨盤をおしりごと後ろに引き、左側の骨盤をおしりごと前に押し出します。

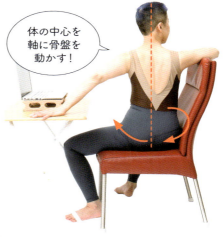

体の中心を軸に骨盤を動かす！

Step 2 左脇腹を背骨の方向に寄せて背中をしならせる

腸腰筋を引き伸ばしてから行いましょう。肩甲骨の位置を明確に感じることができます。

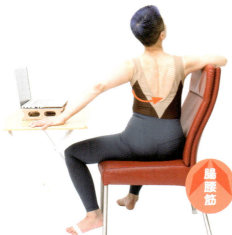

腸腰筋

Step 3 反対側も同じように骨盤を動かし、右脇腹を寄せる

肩甲骨と背骨を動かして、背中をしならせます。

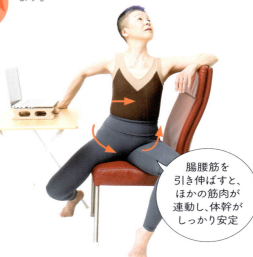

腸腰筋を引き伸ばすと、ほかの筋肉が連動し、体幹がしっかり安定

> これも
> やってみて!

自宅でリモートワークなら！
イスを使ってストレッチ

イスは座るだけでなく、いろいろな運動を手助けしてくれる便利なアイテムです。動きが大きいのでオフィスではやりづらいですが、自宅で作業をする人は合間にどうぞ。集中力もアップしますよ！

1 デスクに腕を置いて肩甲骨を動かす

Step 1 左腕をデスクの上に置き、左脇を背骨の方向に寄せる

右の脇腹が気持ちよく伸び、腸腰筋が動くことで腰のあたりまでしっかり安定します。

> イスとデスクは
> ひじから先が
> 置けるくらいの距離に

腸腰筋

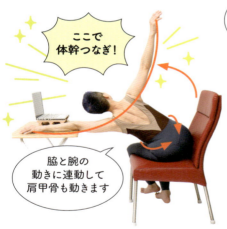

> ここで
> 体幹つなぎ！

> 脇と腕の
> 動きに連動して
> 肩甲骨も動きます

Step 2 両脇腹を背骨の方向に引き込みながら右腕と肩甲骨のつながりを意識する

背中を通って、右腕と左腕がつながる感覚が！

Step 3 反対側も同様に

両脇を中心に寄せながら左腕を上げて、右腕とのつながりを感じてください。

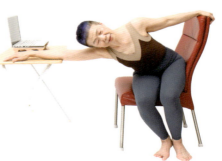

78

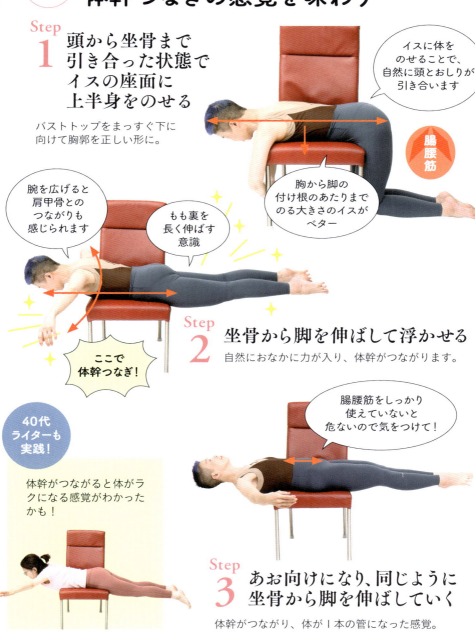

Scene 7
体幹つなぎで疲れない スマホ操作

「スマホ首」という言葉もありますが、スマホ画面を見ていると、ついつい姿勢が悪くなる人が多いですよね。スマホ画面を見るとき、操作をするときにも、体幹つなぎを意識して姿勢を保ちましょう。

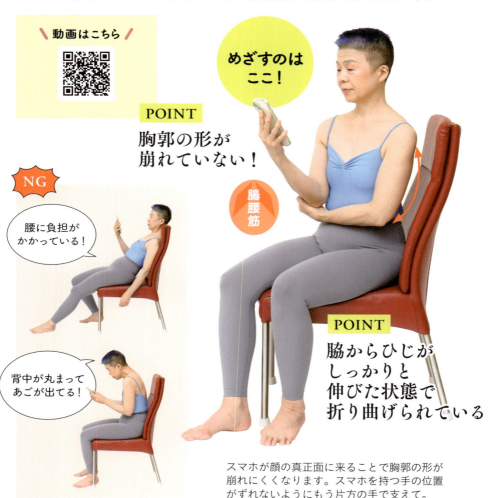

動画はこちら

めざすのはここ！

POINT
胸郭の形が崩れていない！

腸腰筋

NG
腰に負担がかかっている！

背中が丸まってあごが出てる！

POINT
脇からひじがしっかりと伸びた状態で折り曲げられている

スマホが顔の真正面に来ることで胸郭の形が崩れにくくなります。スマホを持つ手の位置がずれないようにもう片方の手で支えて。

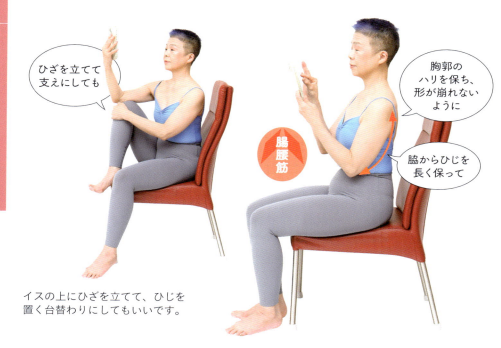

腸腰筋を引き伸ばしてイスに座り、脇からひじを長く保つのを意識してスマホを持ちます。文字を入力するときも、スマホの位置が下がらないようにしましょう。

床に座って操作するときは？

自分のひざ上にひじより少し手首側の部分を置いて姿勢を保ちましょう！

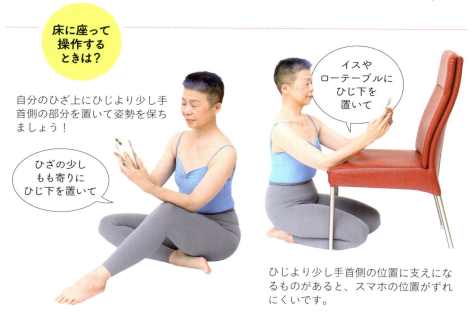

ひじより少し手首側の位置に支えになるものがあると、スマホの位置がずれにくいです。

Scene8
痛みなくリズミカルにいける！
階段の上り方

この階段の上り方は、ひざが悪く、階段を上るときに
いつも痛がっていた父のために考えたものです。
私が後ろからもも裏を送り上げると「とてもラクだ」と喜んでくれて、
それから自分でも階段を上るときはもも裏を意識するようになりました。

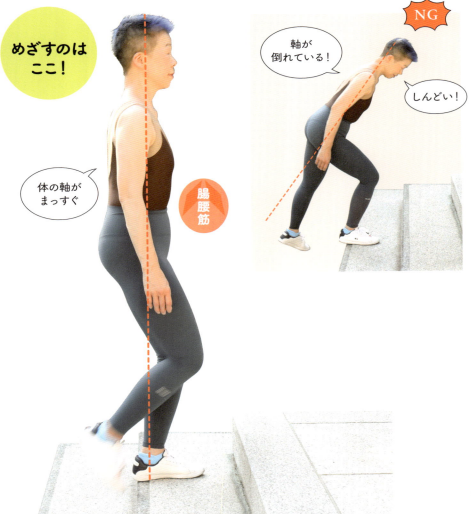

めざすのは
ここ！

体の軸が
まっすぐ

腸腰筋

NG

軸が
倒れている！

しんどい！

2章 「体幹つなぎ」で1日をすごそう

Step 1 片足を階段にのせる

腸腰筋を引き伸ばしてから上り始めます。このときに、体が前かがみにならないように！

腸腰筋

Step 2 体の軸をまっすぐに保つのを意識しながら脚を送り出す

ひざから引っ張り上げるのではなく、おしりから動かしてもも裏を上げるイメージです。

脚はもも裏から上げる

POINT
後ろからもも裏を前に送り出されている意識を

Step 3 次の段に足をのせる

Step1～3を繰り返して上っていきます。

Scene9
エレベーターを探さなくていい!
階段の下り方

股関節やひざの痛みがある人にとってつらいのは階段を上ることより下りること。落下してしまうのではとこわごわ下りる人もいるでしょう。安心して下りるコツを紹介します。

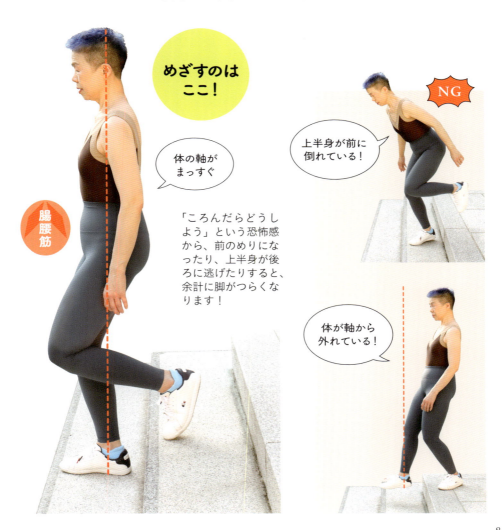

めざすのはここ!

体の軸がまっすぐ

腸腰筋

「ころんだらどうしよう」という恐怖感から、前のめりになったり、上半身が後ろに逃げたりすると、余計に脚がつらくなります!

NG

上半身が前に倒れている!

体が軸から外れている!

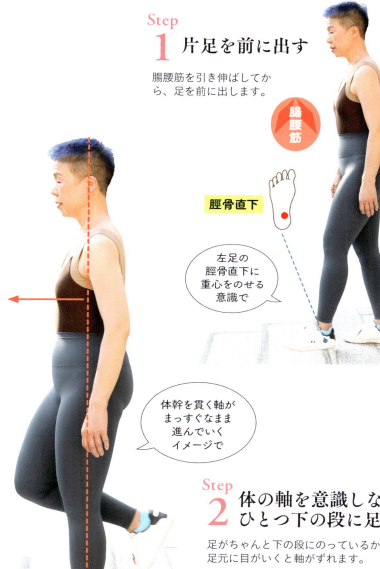

Step 1 片足を前に出す

腸腰筋を引き伸ばしてから、足を前に出します。

腸腰筋

脛骨直下

左足の脛骨直下に重心をのせる意識で

体幹を貫く軸がまっすぐなまま進んでいくイメージで

Step 2 体の軸を意識しながら、ひとつ下の段に足を置く

足がちゃんと下の段にのっているか心配で、足元に目がいくと軸がずれます。

POINT

足元をのぞきこんだりせず体をまっすぐに

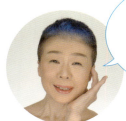

不安がある人は、手すりを両手で持って、手すり側に体を向けて下りましょう。次のページで紹介している下り方を参考にしてください！

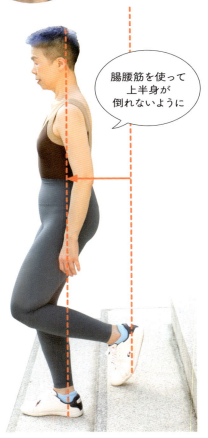

腸腰筋を使って上半身が倒れないように

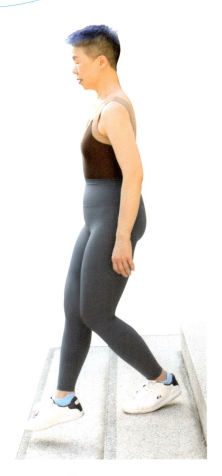

Step 4 片足を下の段につきながら軸を一気に前に移して、そこにのる

Step1からの動きを繰り返して下りていきます。

Step 3 下の段に足を伸ばす

反対側の足を次の段に向かって伸ばします。

股関節・ひざが痛い人向け！
ななめを向く階段の下り方

これもやってみて！

股関節やひざに不安があり、階段の下を向いて下りるのが難しい人は、ななめを向いて下りる方法をおすすめします。

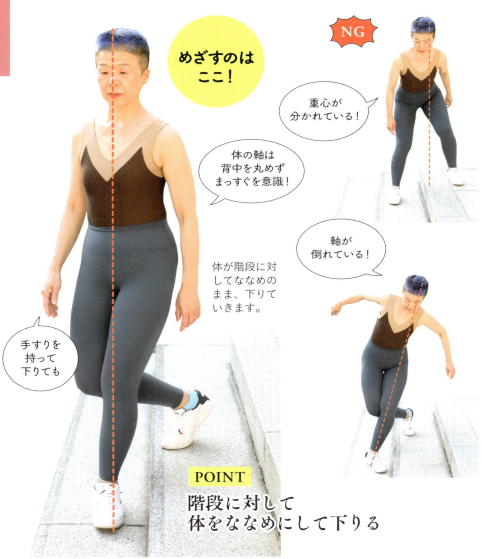

めざすのはここ！

体の軸は背中を丸めずまっすぐを意識！

体が階段に対してななめのまま、下りていきます。

手すりを持って下りても

NG

重心が分かれている！

軸が倒れている！

POINT
階段に対して体をななめにして下りる

2章「体幹つなぎ」で1日をすごそう

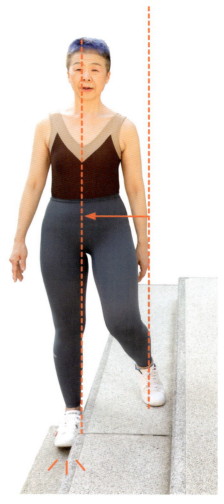
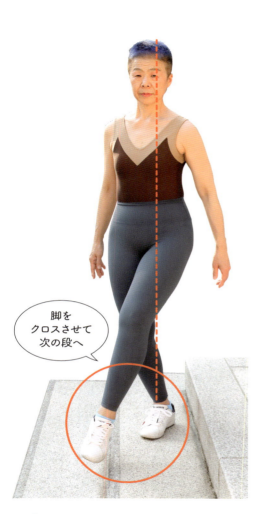

脚を
クロスさせて
次の段へ

Step 2 上の段に置いている足を、前から交差させる

このとき、体が前や後ろに傾かないように。

Step 1 体をななめに向けて、ひとつ下の段に片足を置く

階段に対して体をななめ向きに。体の中心を通る軸が下の段に移動していくのを意識します。

88

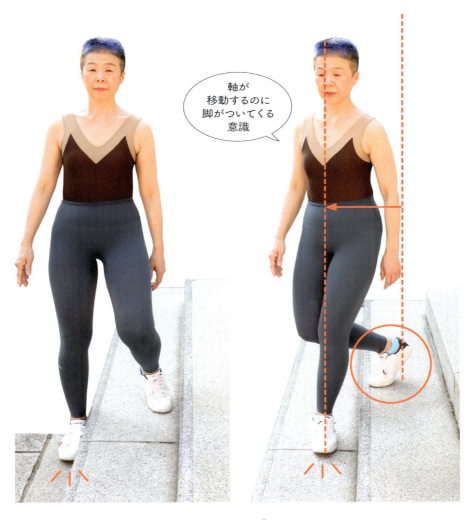

Step 4 上の段に置いていた足をさらにひとつ下の段に移す

一気に下りるのが難しい場合は、**Step3**で足を置いたのと同じ段に足を置いても。その場合も「軸にのる」のを忘れずに！

Step 3 交差させた足を、ひとつ下の段に置く

体の軸も、ひとつ下の段に移動します。

Scene 10
毎日の移動時間で体幹がつながる理想の歩き方

体幹つなぎを意識しながら歩くのは、実はなかなか難しいことですが、階段を上るときのように脚をもも裏から送り出すのがポイントに。うまくいかないときには、階段上りをやってみて感覚をつかみましょう。

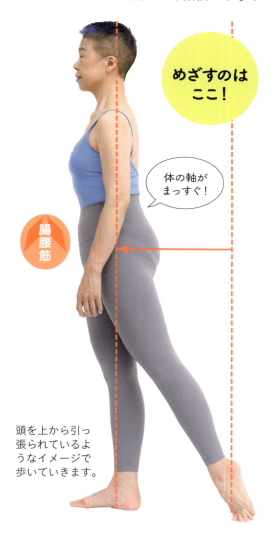

めざすのはここ！

体の軸がまっすぐ！

腸腰筋

頭を上から引っ張られているようなイメージで歩いていきます。

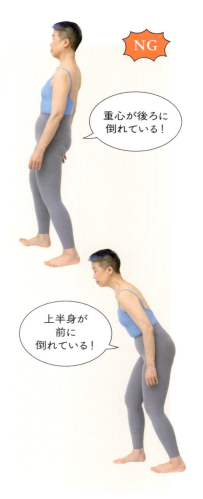

NG

重心が後ろに倒れている！

上半身が前に倒れている！

2章 「体幹つなぎ」で1日をすごそう

Step 1 体の軸を前に進める

体に軸が一本通っていて、それが前に進むのをイメージ。

POINT
体の軸が前に移動するのに脚がついていく意識

腸腰筋

POINT
もも裏の使い方は階段を上るときと同じ

P.83を参照

Step 2 脚はもも裏から前に出す

脚を前に出したときに、股関節に折れ目ができるように。

ももが振り子のように交互に前に出ていく

Step 3 体の軸が前に進むのに自然に脚がついていく

脚を着地させるタイミングで軸が前に移動します。

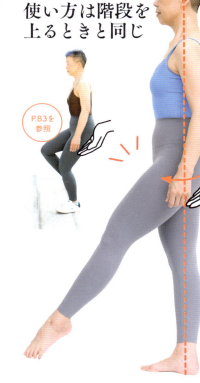

Scene 11
買い物しながら体幹つなぎ
肩甲骨からカート押し

スーパーに行くと、カートに体を支えてもらうように歩いている人を見かけます。カートを押すポーズも体幹つなぎを意識すると、見た目も美しく、ラクに押せるようになりますよ。

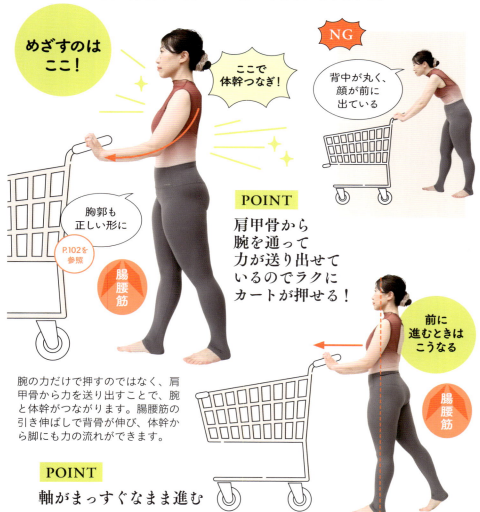

めざすのはここ！

ここで体幹つなぎ！

NG 背中が丸く、顔が前に出ている

胸郭も正しい形に
P.102を参照

腸腰筋

POINT
肩甲骨から腕を通って力が送り出せているのでラクにカートが押せる！

前に進むときはこうなる

腸腰筋

腕の力だけで押すのではなく、肩甲骨から力を送り出すことで、腕と体幹がつながります。腸腰筋の引き伸ばしで背骨が伸び、体幹から脚にも力の流れができます。

POINT
軸がまっすぐなまま進む

92

2章 「体幹つなぎ」で1日をすごそう

Scene 12
家事でも体幹つなぎ
おなかが濡れない洗い物

洗い物をするときに、気が付くとおなかのあたりがびしょびしょになっていることがありませんか？ 体幹つなぎができていない姿勢で洗い物をしていると起きる現象です。立ち方を意識するだけで濡れなくなります。

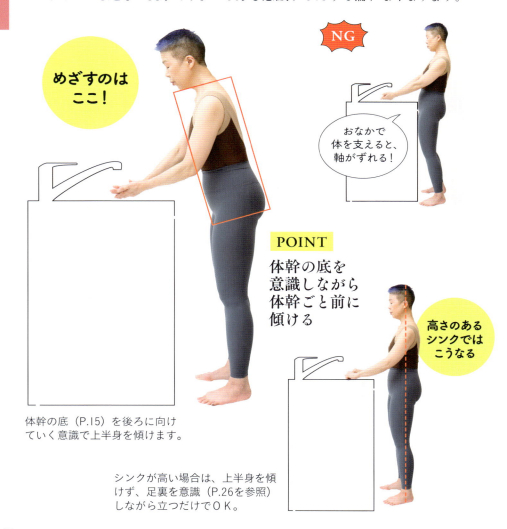

めざすのはここ！

NG

おなかで体を支えると、軸がずれる！

POINT
体幹の底を意識しながら体幹ごと前に傾ける

高さのあるシンクではこうなる

体幹の底（P.15）を後ろに向けていく意識で上半身を傾けます。

シンクが高い場合は、上半身を傾けず、足裏を意識（P.26を参照）しながら立つだけでOK。

93

Scene 13
1日の体の歪みをリセット！
おふろの中で体幹つなぎ

ゆっくりと湯船につかって体をリラックスさせる時間は体幹つなぎにもぴったり。体がいちばんラクなときこそ体幹つなぎができている状態です。浴槽にもたれる動きに合わせて、背骨を動かしてみましょう。

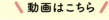

YouTube　Instagram

Step 1　浴槽の中に両ひざを立てて座る

足裏の置き方はP.30の **Step6** を参照してください。

背中は浴槽につけて

「体幹につながる足裏」（P.30）を意識

Step 2　肩甲骨を後ろに押し出す

腸腰筋を引き伸ばします。肩甲骨を動かすことで、背骨も動かせるように。

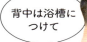

浴槽を肩甲骨で押す気持ちで

足裏が前にずれていかないように

腸腰筋

94

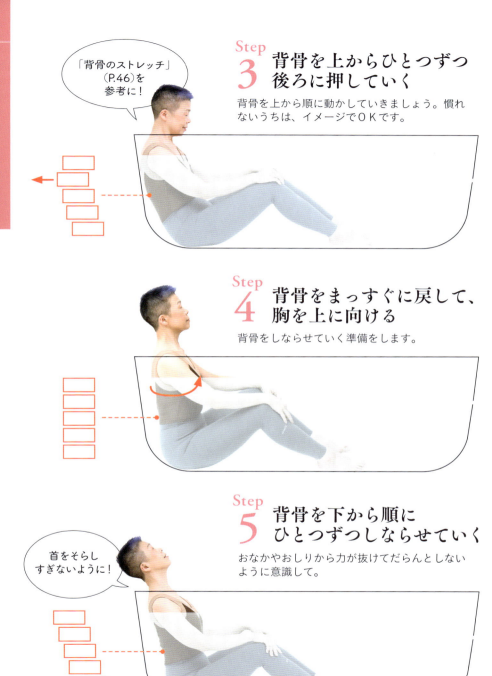

Step 3 背骨を上からひとつずつ後ろに押していく

背骨を上から順に動かしていきましょう。慣れないうちは、イメージでOKです。

「背骨のストレッチ」（P.46）を参考に！

Step 4 背骨をまっすぐに戻して、胸を上に向ける

背骨をしならせていく準備をします。

Step 5 背骨を下から順にひとつずつしならせていく

おなかやおしりから力が抜けてだらんとしないように意識して。

首をそらしすぎないように！

Scene 14
スッキリ心地よく眠れる！
眠る前の体幹つなぎ

1日の最後にも体幹つなぎの習慣を！ いつものクセで体を使ったあとは、どこかにゆがみやねじれがあるものです。背骨を伸ばして、力の流れをスムーズにしてから寝ると心地よく眠れます。

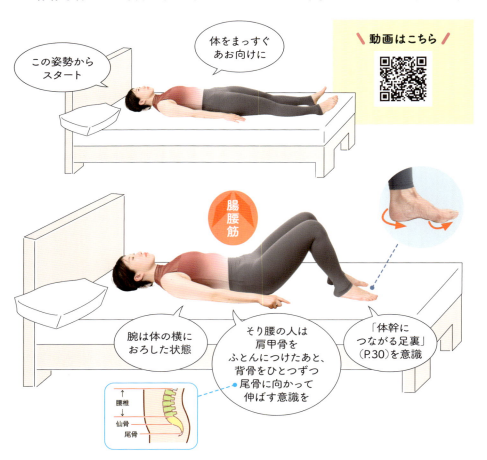

Step 1　両ひざを立てて、両手でシーツをつかむ

腰が浮いてしまうと腸腰筋が感じにくいのですが、無理にふとんにつけず、ひとつずつ伸ばしましょう。

96

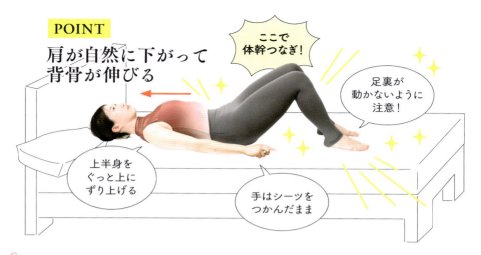

Step 2 上半身を上にスライドさせて、背骨を伸ばす

「ベッドでできる体幹つなぎ」(P.42) を参照にしてヘッドレストを使っても。

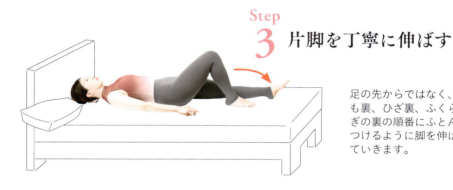

Step 3 片脚を丁寧に伸ばす

足の先からではなく、もも裏、ひざ裏、ふくらはぎの裏の順番にふとんにつけるように脚を伸ばしていきます。

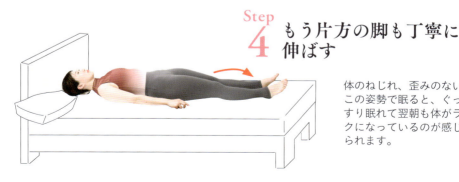

Step 4 もう片方の脚も丁寧に伸ばす

体のねじれ、歪みのないこの姿勢で眠ると、ぐっすり眠れて翌朝も体がラクになっているのが感じられます。

これもやってみて！

翌朝、首まわりがスッキリします
眠る前に
ラクな首に位置調整

朝起きたときに、首や肩が痛い人、こっている人は、
眠るときに首に負荷がかかる状態になっている可能性があります。
寝る前に首のアーチを調整してから寝るようにすると、翌朝が変わります！

めざすのはここ！

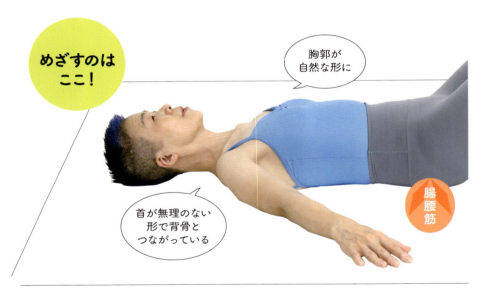

胸郭が自然な形に

首が無理のない形で背骨とつながっている

腸腰筋

NG

あごを引きすぎてキツイ！

あごが上がってしまいキツイ！

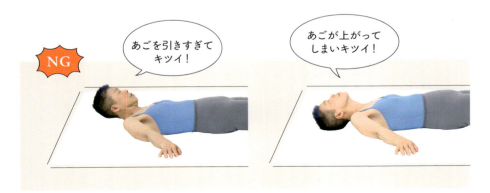

Step 1 両手を側頭部にあてる

ぎゅっとつかむのではなく軽くあてるだけで。

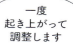
一度起き上がって調整します

親指は耳の後ろあたり。残りの指は頭を包むように

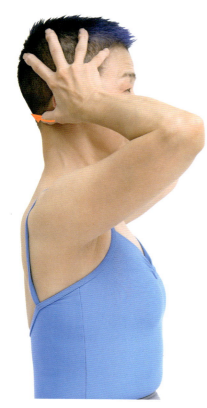

Step 2

頭の位置を動かし、ラクに感じる位置に調整する

第一頸椎を後ろに引いて、頭全体を軽く前に傾けます（P.55参照）。

POINT

第一頸椎を後ろに引くイメージ

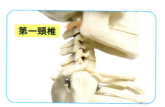

第一頸椎

2章 「体幹つなぎ」で1日をすごそう

Column
腰が痛い人、妊婦さんにおすすめ！
つらくない横向きの寝方

おなかが大きくなった妊婦の生徒さんに「あお向けで寝るのが苦しいです！」と言われて考えた寝方です。クッションを二つ準備して、試してみてくださいね！

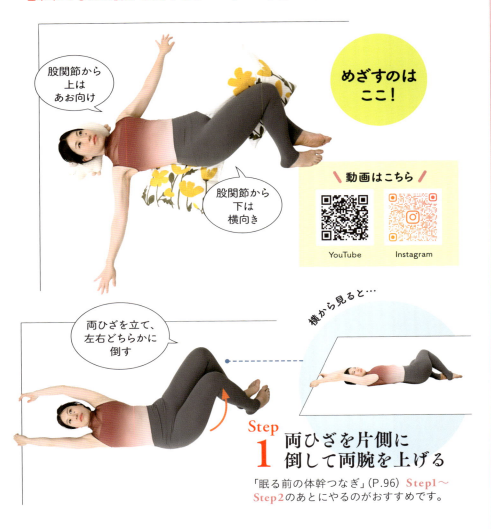

Step 1 両ひざを片側に倒して両腕を上げる

「眠る前の体幹つなぎ」(P.96) Step1〜Step2のあとにやるのがおすすめです。

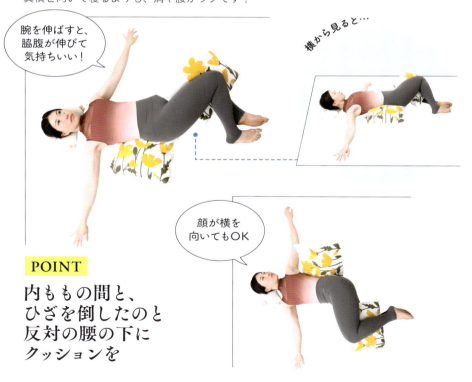

Step 2 倒したひざをおしりに向かって押す

ひざを押すことで骨盤と脚が分けられて、おしりの感覚がはっきりわかるようになります。骨盤と背中がふとんについてラクな姿勢に。

> 骨盤ごとふとん側に倒さないようにすることで、骨盤と脚が分けられます

> 骨盤と背中がしっかりふとんにつきます

Step 3 腕を横に広げて、クッションをはさむ

真横を向いて寝るよりも、肩や腰がラクです！

> 腕を伸ばすと、脇腹が伸びて気持ちいい！

横から見ると…

> 顔が横を向いてもOK

POINT
内ももの間と、ひざを倒したのと反対の腰の下にクッションを

\ Column /
タオルを使って「胸郭のハリ」を覚えましょう

胸郭を正しい形に保つには、中から圧をかけて膨らませる＝ハリを出します。
この「ハリがある」感覚を自分で理解するための方法です。
長めのタオルを胸郭の上に巻き、持っている手に伝わる力を感じてください。

どうしてもうまくいかない人はP.14を参照してみて！

Step 2 内圧で胸郭を膨らませる

さらに胸郭を膨らませ、上に巻きつけたタオルを圧迫感を感じるくらいぐっと締める。

Step 1 胸郭の上にタオルを巻く

タオルに反発するように内側から胸郭を張ります。

POINT
息を吸って膨らませるのではなく、おなかの動きで膨らませる
（詳しくは次のページ）

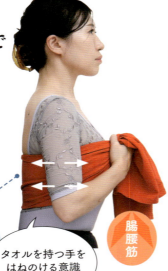

タオルを持つ手をはねのける意識

腸腰筋

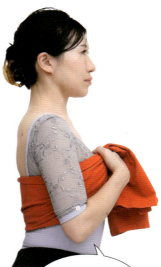

特に下側が強く締まるようにタオルを締めます

どうやって胸郭を膨らませる？

❷ 下腹を床方向に下げることで、反発する力＝上に伸びる力が発生すると「ハリ」ができる

❶ 胸郭の中にしっかりとした風船があるとイメージする

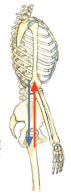
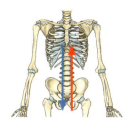
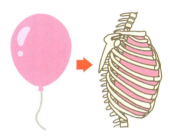

筋肉を動かすと反対方向にも力の流れが生まれます。下腹を下げることで上に伸びる力が発生。おなかを引き上げると胸郭が膨らみます。

胸郭の中で風船が膨らんでいて、膨らむ力によって胸郭全体を押しているのをイメージしてみましょう。

上から見た胸郭

「胸郭のハリ」があると何がいいの？

胸郭にハリが出る ➡ ・肩甲骨がはがれる ・下腹が伸びる ➡ 縮んでいた腸腰筋が引き伸ばされる

⬇

・背骨が伸びる
・腹横筋など腹筋群が連動する

⬅ 体が安定して体幹つなぎができる！

胸郭にハリが出ることで、腸腰筋が動き、背骨も伸びます。その結果、体幹つなぎがしやすく、動かしやすい体になるのです。

2章 「体幹つなぎ」で1日をすごそう

「脚の送り出し」が効果アリ

寝る前の筋肉痛とむくみ取り

やってみて！

もともとは体のあちこちがひどい筋肉痛でつらい思いをしていた生徒さんのために考えたものです。背中から脚がつながる気持ちよさが感じられ、体の余計な力が抜けてラクになります。

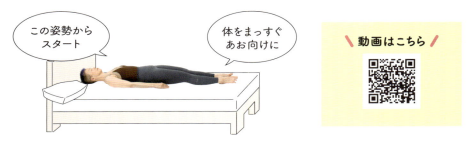

動画はこちら

Step 1 両ひざを立ててヘッドレストに手を置く

ひじが曲がるところまで体をヘッドレストに近づけます。

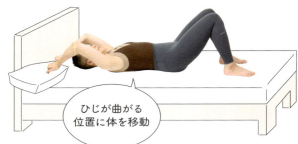

ひじが曲がる位置に体を移動

Step 2 ヘッドレストを押しておしりをかかとに近づける

肩が自然に下がります。

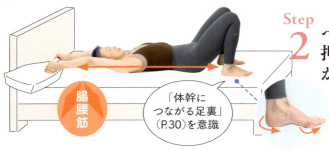

腸腰筋

「体幹につながる足裏」（P.30）を意識

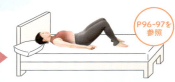

P96-97を参照

ヘッドレストがない場合は「眠る前の体幹つなぎ」(P.96) Step1〜2をやってみて！

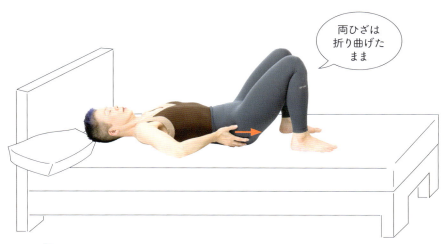

Step 3 骨盤に手をあてて、坐骨に向かって押す

脇腹と背骨が気持ちよく伸びます。

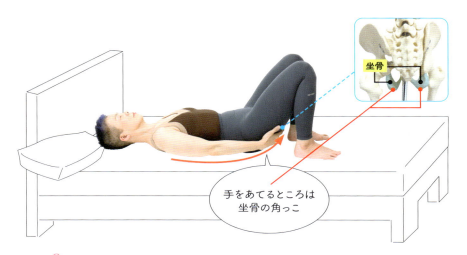

Step 4 背中〜おしり〜もも裏に力を送り出してつなげる意識

おしりを下げることで、Step5以降がやりやすくなります。

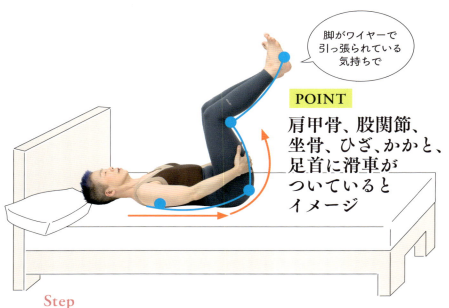

Step 5 背中から脚を送り出す意識

もも裏を長く保ちながら上に向け、自分のほうに寄せてきて。
すると、自然に脚が上がります。

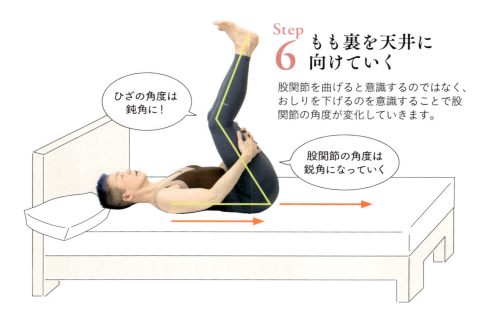

Step 6 もも裏を天井に向けていく

股関節を曲げると意識するのではなく、おしりを下げるのを意識することで股関節の角度が変化していきます。

2章 「体幹つなぎ」で1日をすごそう

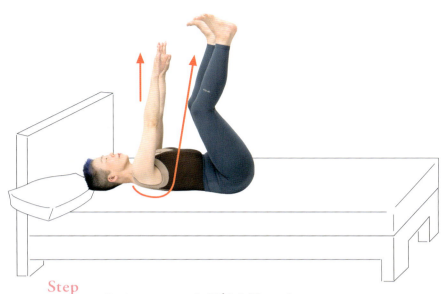

Step 7 ふとんについた肩甲骨から力を送り出し、腕をつなげる

肩甲骨と腕のつなげ方はP.61を参照。肩甲骨から腕に力を送り出すことで、自然に腕が上がります。解放感のある心地よさを味わえます。

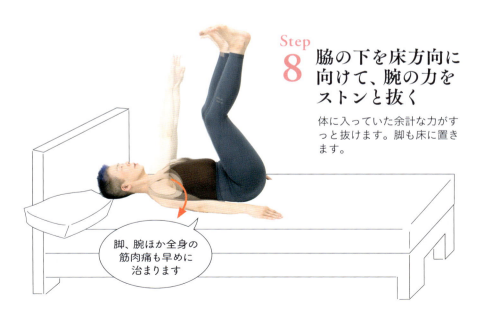

Step 8 脇の下を床方向に向けて、腕の力をストンと抜く

体に入っていた余計な力がすっと抜けます。脚も床に置きます。

脚、腕ほか全身の筋肉痛も早めに治まります

体幹つなぎ覚えておいて❷
回数や時間よりも、「自分の体の感覚」を味わって

私の動画を見た方や、ワークショップに来た方に「これは何回くらいやるんですか？」「1日何分くらいやるといいですか？」と、よく聞かれます。

ですが、私がお伝えする体の使い方は、回数や時間を重ねれば自動的に変化が出るものではありません。痛みや歪みが出る今までの体の使い方とは違うものなので、その使い方が違っていたとしたら、何万回やってみてもラクにはなりません。

もし、本や動画を見ながらやってみたものの、あまり違いがわからないとしたら、どこかの動かし方、意識の仕方が違うのかもしれません。少なくとも痛みが出たり、一部だけに力が入ってしんどさがあったりする場合は、やり方が間違っているはずです。どこを意識して動かしたらいいのか、もう一度本や動画をよく見てやってみてください。

「つながっている感覚」をしっかりと味わえたなら、1回だけでも十分です。最初からその感覚を味わうのは難しいと思いますが、自分の体が心地よくつながる感覚を敏感に感じ取れるようになると、「体幹つなぎ」がもっとやりやすくなりますよ。

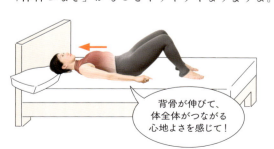

いつもの立ち方とは違うラクさが感じられればOK！

背骨が伸びて、体全体がつながる心地よさを感じて！

3章

お悩み別・体幹つなぎで痛みとサヨナラ！

レッスンやワークショップでは「体のここが痛い、つらい」というお悩みをたくさんお聞きしてきました。体幹がつながる使い方をお伝えすることでみなさんラクになって帰られます。

これまでよくお聞きしたお悩みと、それを改善するための動きをご紹介します。

お悩み1

指の関節が痛い!

特に女性の場合、ばね指やヘバーデン結節、腱鞘炎などで悩む方も多く、「指の関節が痛い」という声をよく聞きます。腕を体幹からつなげて動かすことを意識すると、指だけに力がかかりにくくなります。

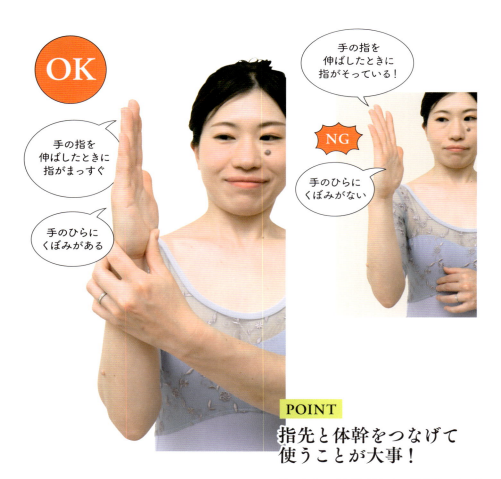

POINT

指先と体幹をつなげて使うことが大事!

手のひらにくぼみがなく、指がそっている形は指や腕に余計な力が入ってしまいます。

手のひらの際を親指で押し上げ❶、手の甲側の手首を4本指で押し下げる❷

手のひらにくぼみができ、余計な力がかからなくなります。

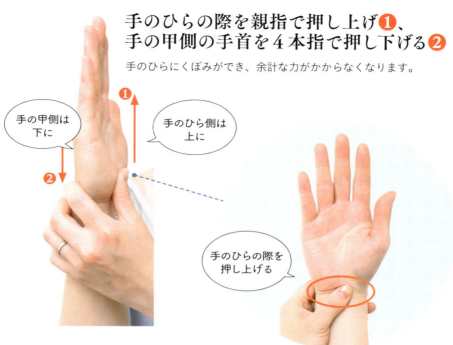

これもやって！ 脇を背中側に引き込み❶、肩甲骨を後ろに回しながら下げる❷意識

手首と肩甲骨が引き合う力の流れが生まれます❸。

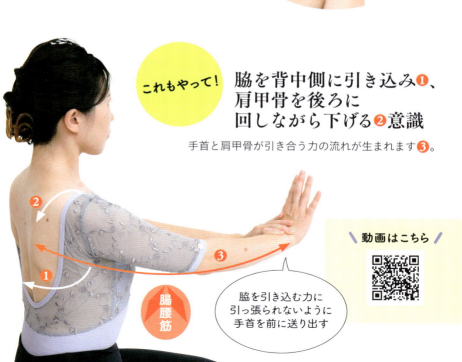

お悩み2

腕が上がらない！

「腕を上げようとすると、肩に痛みが出る」という声もよくお聞きします。
痛みが出るのは上げ方に無理があるから。
手を上げるのではなく、体のほうを下げる感覚を覚えましょう。

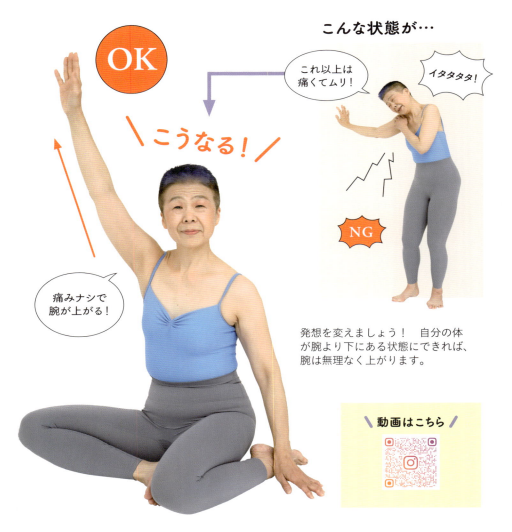

発想を変えましょう！　自分の体が腕より下にある状態にできれば、腕は無理なく上がります。

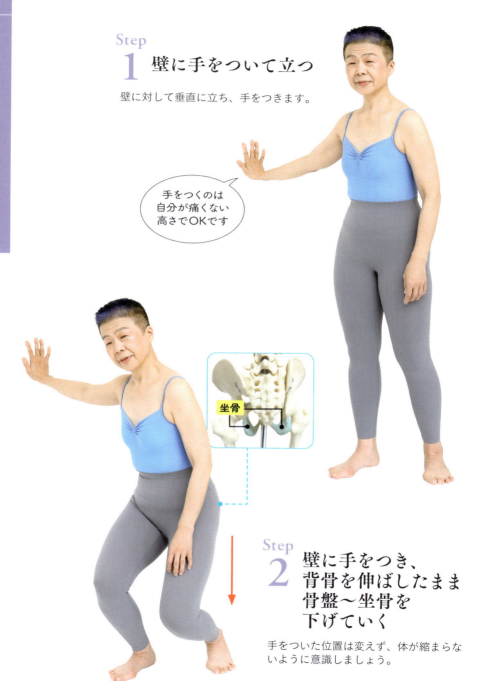

Step 3 ひざを立てて床に座る

さらに体を低くして、床に座ってしまいます。

> 手は壁に
> つけたまま！

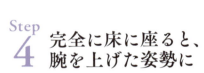

Step 4 完全に床に座ると、腕を上げた姿勢に

一回でもやってみると痛みなく上げる感覚がつかめます。感覚がわからず痛みが出るようならまだ腕だけで上げています（P.115 NG参照）。再度やってみましょう。

> 肩甲骨から
> 腕がつながった
> この形のまま立ち上がって、
> 高いところのものを取ったり、
> 掃除をしたりして
> 感覚を覚えましょう

POINT
「腕だけ上げる」
という発想を変えれば
痛みなく腕は
上げられる！

> P.112で紹介した動画では、
> 横にわき腹を伸ばしています。
> ひざに不安のある方は、
> 効果はそちらでも十分！
> やってみましょう！

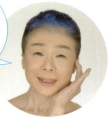

体幹のつながりを確認しながら腕を上げてみよう！

これも やってみて！

体幹とつながった状態で腕を上げるのを意識すると、痛みがなく、長時間腕を上げたままでもつらくなりません。

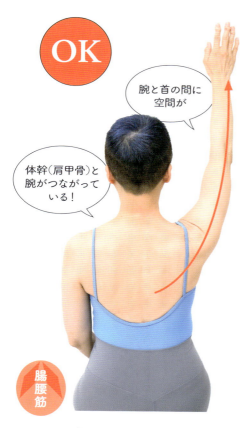
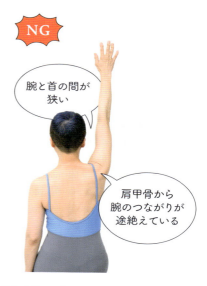

OK
- 腕と首の間に空間が
- 体幹（肩甲骨）と腕がつながっている！
- 腸腰筋

肩甲骨から無理なく腕が上がっている

NG
- 腕と首の間が狭い
- 肩甲骨から腕のつながりが途絶えている

腕だけを引っ張り上げている状態

腕だけを上げてしまうと、肩甲骨と腕がつながりません。P.111の腸腰筋を使った「脇を背中側に引き込み、肩甲骨を後ろに回しながら下げる意識」の動きをしてから腕を上げると、首と腕の間に空間ができるはずです。

お悩み3 巻き肩になっている！

PC作業などデスクワークを長時間やると肩が前に入り、巻き肩になりやすいです。肩甲骨も本来の位置からずれて固まっているので、脇腹全体を中心に寄せて、体幹がつながった状態に戻しましょう。

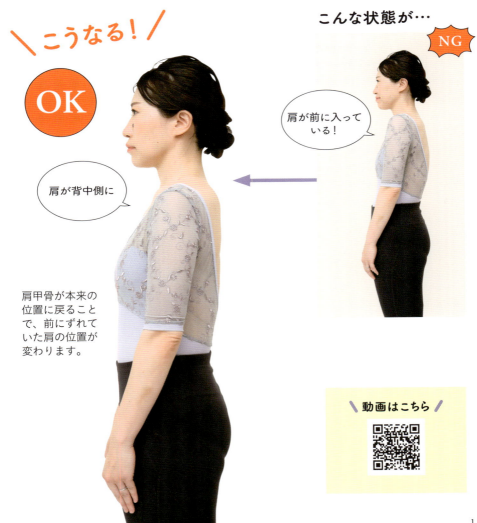

こうなる！ OK

肩が背中側に

肩甲骨が本来の位置に戻ることで、前にずれていた肩の位置が変わります。

こんな状態が… NG

肩が前に入っている！

動画はこちら

116

3章 お悩み別・体幹つなぎで痛みとサヨナラ！

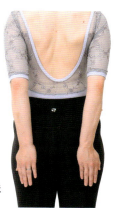

Step 1 鎖骨を横に広げる

「自分の鎖骨は横に長い！」と意識

鎖骨が左右に長〜く広がっていくのをイメージして。

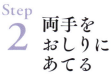

Step 2 両手をおしりにあてる

二の腕の内側を脇の背中側にそわせる

二の腕から手のひらまでが体につくように。

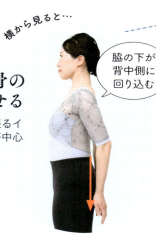

横から見ると…

脇の下が背中側に回り込む

Step 3 脇腹を背骨の方向に寄せる

ひじの内側は下に引っ張るイメージ。自然に肩甲骨が中心に寄ります。

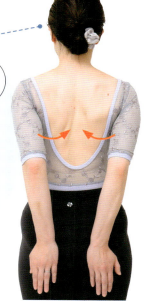

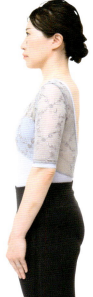

Step 4 腕を体にそわせて下ろす

おしりにあてていた腕を自然に体の横に。「巻き肩になっている！」と気づいたら、Step1〜4の動きを行い、脇腹を背骨方向に寄せる感覚をつかむと、巻き肩になりにくい体になっていきます。

117

お悩み4 脇腹がつまめる!

脇腹がぷよぷよたるんでいて、肉がつまめる……。
それは「最近太ったせい」だけではないかもしれません。脇腹を伸ばして、
腸腰筋を動かしやすくすると、ウエストまわりがすっきりしますよ。

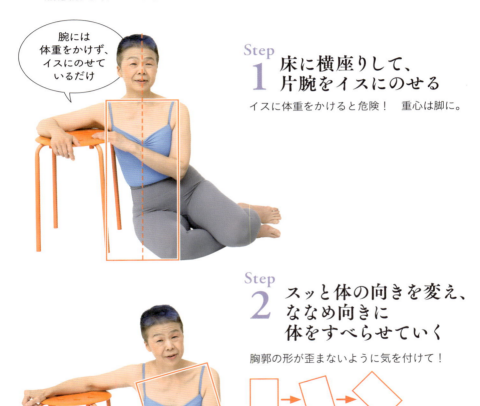

Step 1 床に横座りして、片腕をイスにのせる

イスに体重をかけると危険! 重心は脚に。

（腕には体重をかけず、イスにのせているだけ）

Step 2 スッと体の向きを変え、ななめ向きに体をすべらせていく

胸郭の形が歪まないように気を付けて!

（上半身を囲む箱が形を変えずに向きだけ変わるイメージ）

3章 お悩み別・体幹つなぎで痛みとサヨナラ！

POINT
脇腹が伸びる感覚を味わって！

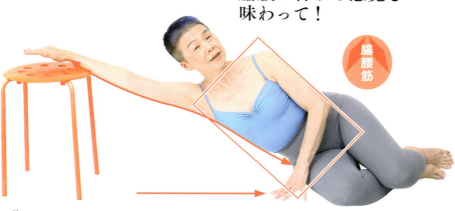

腸腰筋

Step 3 脇腹が気持ちよく伸びる位置まで体を移動

脇腹が伸びることで、腸腰筋も収縮・伸展しています。反対側の脇腹も同じように伸ばしましょう。脇腹が気になったときの習慣にすると、ウエストまわりのすっきり感が保てます。

体の離しすぎに注意！　NG

痛みが出るときは体幹つなぎがうまくいっていないということ。気持ちよく伸びる位置で止めておくのがポイントです。

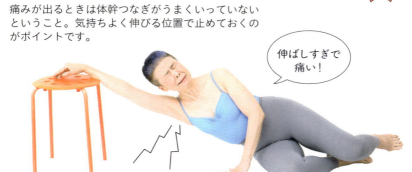

伸ばしすぎで痛い！

お悩み5
ひざが痛くてしゃがめない！

ひざが痛むために、床に座ったり、そこから立ち上がったりするのが苦痛な人は、ひざの関節だけを使ってしゃがもうとしていることがとても多いです。
体全体を使ってしゃがむ感覚はタオルを使うとわかりやすいです。

こんな状態が…

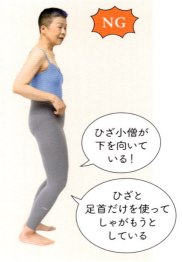

NG

ひざ小僧が下を向いている！

ひざと足首だけを使ってしゃがもうとしている

ひざと足首の関節、このふたつだけを使ってしゃがむのではなく、股関節も折りたたみ、体全体を使いましょう！

\ こうなる！ /

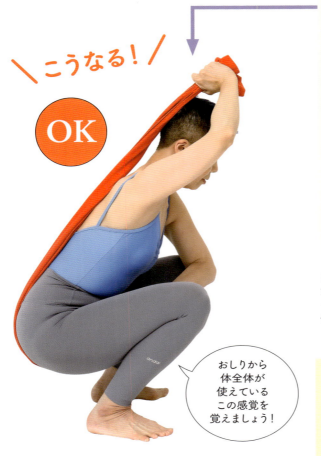

OK

おしりから体全体が使えているこの感覚を覚えましょう！

\ 動画はこちら /

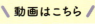

YouTube　　Instagram

120

3章 お悩み別・体幹つなぎで痛みとサヨナラ！

Step 1 脚の付け根に長めのタオルを通す

タオルはおしりの真ん中を通すのではなく、坐骨にかかる脚の付け根あたりに通します。

POINT この矢印が体にそっていくイメージ

> タオルは脚の付け根の前と頭の上で引っ張り合う

> タオルをひっかける位置はこのあたり

POINT タオルのサポートがあることで背骨に力の流れがしっかりできる

POINT 体全体を使ってしゃがんでいる

> タオルはピンと張った状態を保って

> 下を見るとおなかが縮むので気をつけて！

腸腰筋

> 坐骨からひざまでを長く使えていることを意識

Step 2 タオルを引き合いながら腰を落としていく

タオルを引っ張ることで、おしりを後ろに引いてしゃがむ動きがつかめます。

Step 3 腸腰筋を引き伸ばしてしゃがむ

同じようにタオルを引っ張ったまま立ち上がってみましょう。何回か繰り返して、体全体でしゃがむ感覚を覚えます。

お悩み6 歩くときにひざが痛い！

年齢とともにひざに痛みが出るのが当たり前！ではありません。
脚の使い方を変えれば痛みはなくなります。ポイントは「ひざ小僧」です。
タオル、手ぬぐいを1本ご用意いただき、やってみてください。

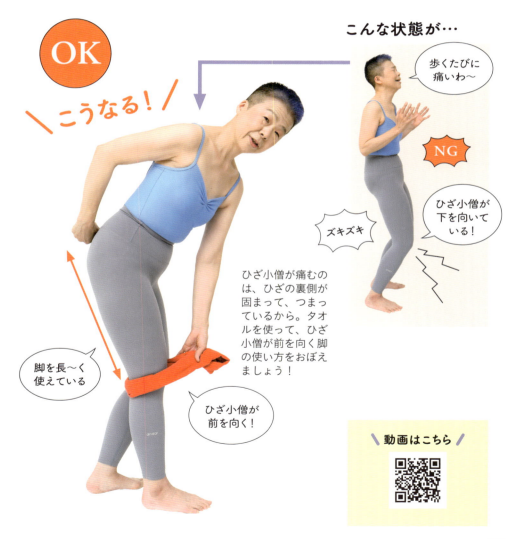

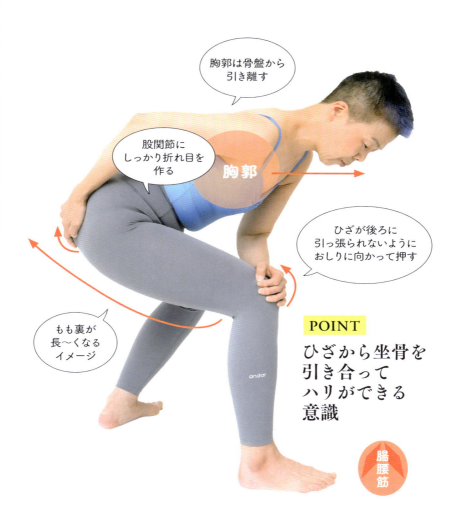

Step 1
片手でひざ小僧を押さえながら、もう片方の手で坐骨を下から後ろにくぐらせるようにハリを作る

腸腰筋を引き伸ばしてから、写真のように胸郭を前に引き離します。

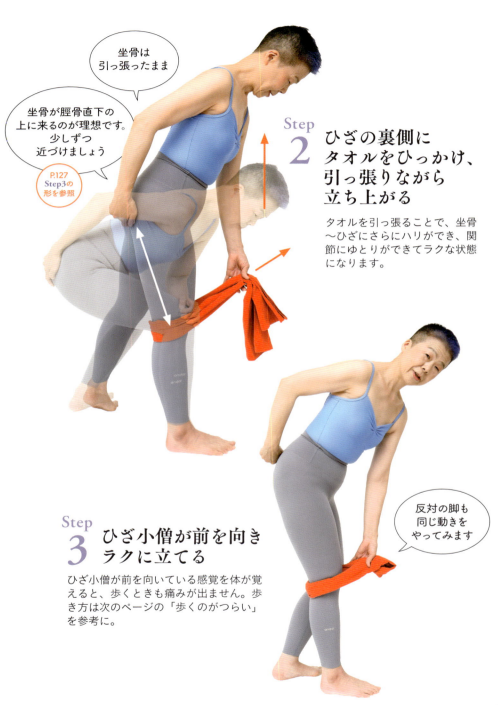

Step 2 ひざの裏側にタオルをひっかけ、引っ張りながら立ち上がる

タオルを引っ張ることで、坐骨〜ひざにさらにハリができ、関節にゆとりができてラクな状態になります。

坐骨は引っ張ったまま

坐骨が脛骨直下の上に来るのが理想です。少しずつ近づけましょう
P.127 Step3の形を参照

Step 3 ひざ小僧が前を向きラクに立てる

ひざ小僧が前を向いている感覚を体が覚えると、歩くときも痛みが出ません。歩き方は次のページの「歩くのがつらい」を参考に。

反対の脚も同じ動きをやってみます

お悩み7

歩くのがつらい！

脚の一部分だけを使って、上から踏み込んで歩いていると、
ひざや腰に負担がかかり、背中がだんだん丸くなります。
体全体を使って歩くコツを覚えましょう！

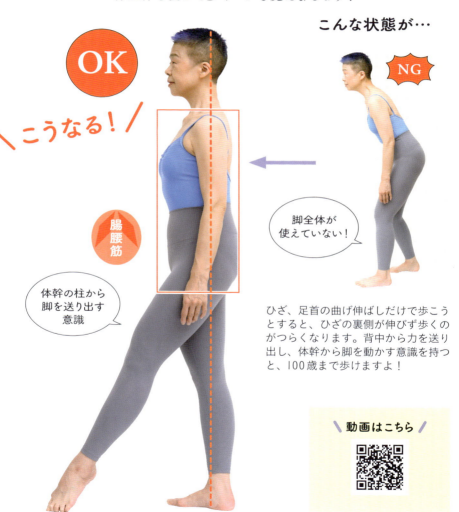

こんな状態が…

NG

脚全体が使えていない！

OK

こうなる！

腸腰筋

体幹の柱から脚を送り出す意識

ひざ、足首の曲げ伸ばしだけで歩こうとすると、ひざの裏側が伸びず歩くのがつらくなります。背中から力を送り出し、体幹から脚を動かす意識を持つと、100歳まで歩けますよ！

\ 動画はこちら /

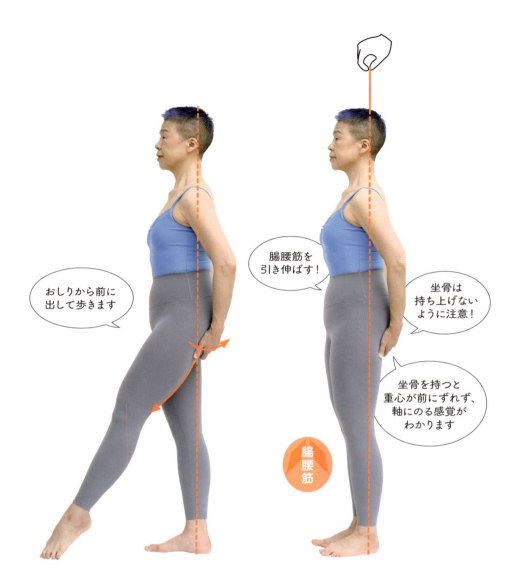

Step 2 手で坐骨を後ろに引きながら脚を出す	Step 1 両手で坐骨を持って立つ
背骨からおしりを通って力を送り出す意識で。	頭の上からヒモで吊り下げられている気持ちで立ちます。

3章 お悩み別・体幹つなぎで痛みとサヨナラ！

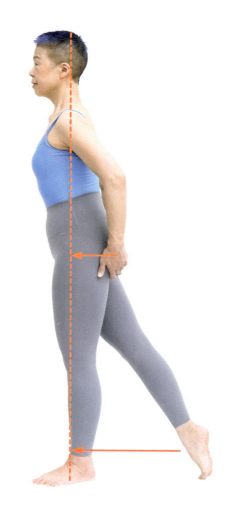

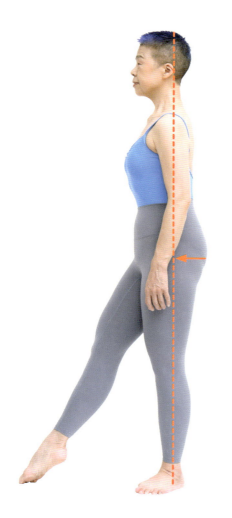

Step 4 同様に坐骨を前に押す意識で脚を出して歩く

Step2〜3を繰り返して歩いていきます。

Step 3 着地した脚の坐骨を前に押しながら、反対の脚を前に出す

着地した脚の坐骨を押すことで、おしりを歪ませずに歩けます。

お悩み8

ふくらはぎがパンパン！

1日の終わりにふくらはぎがパンパンに張ってつらいという悩みは、立ち仕事の人などからよく聞きます。立っているときの重心が前にずれていて、脚が体幹とつながっていないのが原因であることが多いです。

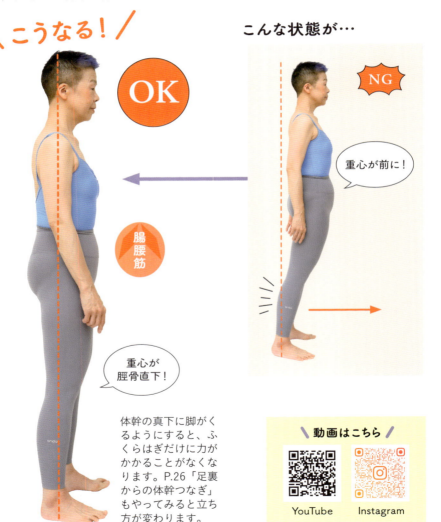

\ こうなる！ /　　　こんな状態が…

OK　　　NG

重心が前に！

腸腰筋

重心が脛骨直下！

体幹の真下に脚がくるようにすると、ふくらはぎだけに力がかかることがなくなります。P.26「足裏からの体幹つなぎ」もやってみると立ち方が変わります。

\ 動画はこちら /

YouTube　　Instagram

3章 お悩み別・体幹つなぎで痛みとサヨナラ！

Step 1
片手でひざ小僧を押さえながら、もう片方の手で坐骨を後ろに引っ張る

P.123を参照

腸腰筋

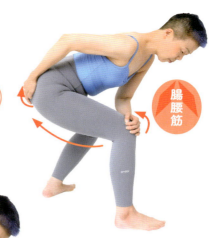

Step 2
ひざから足首に向かって両手で圧をかけて下まで下ろす

片ひざをついて座り、おなかからの力を使って手を下ろしていきます。

> しっかり圧をかける！（痛みが出るほどでなくてOK）

> 手首から手のひら全体をひざ下にそわせる

Step 3
ひざ裏からおしりに向かって片手をすべらせる

次に片手でひざを押さえ、もう片方の手でひざ裏からおしりまでもも裏にしっかり圧をかけて流します。反対側の脚も同じように流しましょう。

POINT
ひざから上と下を「分ける」ことを意識する！

129

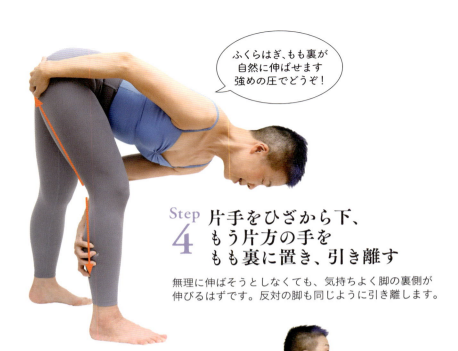

> ふくらはぎ、もも裏が自然に伸ばせます 強めの圧でどうぞ！

Step 4 片手をひざから下、もう片方の手をもも裏に置き、引き離す

無理に伸ばそうとしなくても、気持ちよく脚の裏側が伸びるはずです。反対の脚も同じように引き離します。

Step 5 仙骨を下げて立ち上がる

開いていたおしりが締まって、おしりに必要な力がかかった状態に。この立ち方を覚えると、ふくらはぎに負荷がかからなくなります。

POINT
脚で頑張って立ち上がらず、体幹の底を起点に上半身を起こす

仙骨

3章 お悩み別・体幹つなぎで痛みとサヨナラ！

お悩み9

脚が上がらない！

くつ下をはくとき、バスタブをまたぐとき、脚がうまく上がらない……。
それはひざの関節を使って、足先だけ持ち上げているから。
意識を変えればダンサーのように脚が上がりますよ！

こんな状態が…

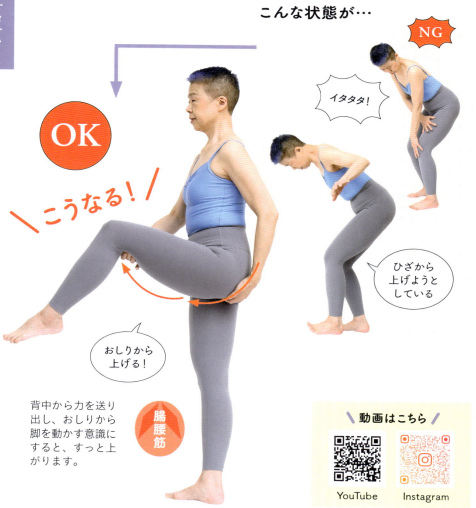

NG
イタタタ！
ひざから上げようとしている

OK
こうなる！
おしりから上げる！
腸腰筋

背中から力を送り出し、おしりから脚を動かす意識にすると、すっと上がります。

動画はこちら
YouTube　Instagram

131

Step 1
片手でひざ小僧を上向きに押しながら、もう片方の手でおしりを後ろに引く

この動きによって、もも裏を長く使いながら、ひざが自然に曲がります。さらに、おしりから背中を引き上げる力と、おしりから脚を送り出す力が引き合って、体全体にハリが生まれます。

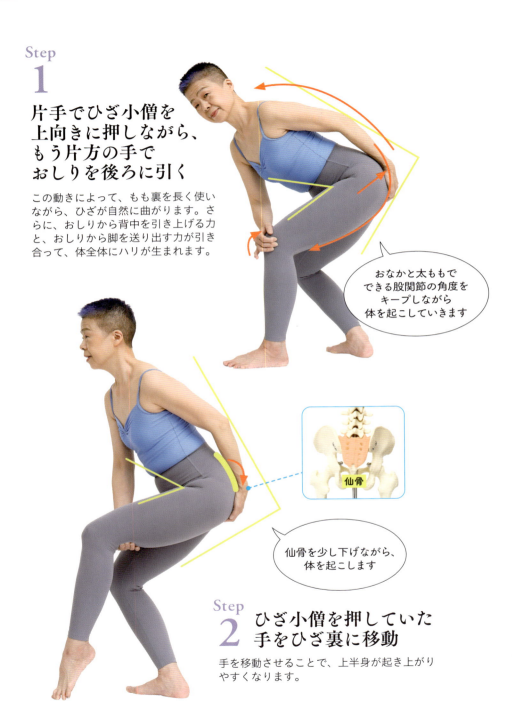

おなかと太ももでできる股関節の角度をキープしながら体を起こしていきます

仙骨

仙骨を少し下げながら、体を起こします

Step 2
ひざ小僧を押していた手をひざ裏に移動

手を移動させることで、上半身が起き上がりやすくなります。

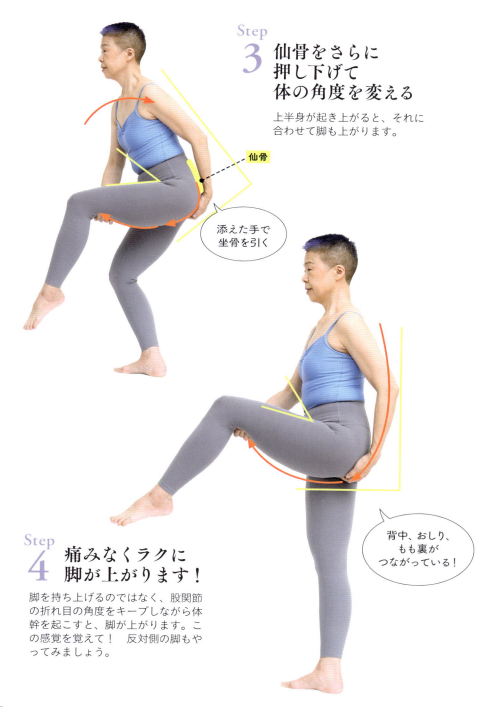

3章 お悩み別・体幹つなぎで痛みとサヨナラ！

Step 3 仙骨をさらに押し下げて体の角度を変える

上半身が起き上がると、それに合わせて脚も上がります。

仙骨

添えた手で坐骨を引く

Step 4 痛みなくラクに脚が上がります！

脚を持ち上げるのではなく、股関節の折れ目の角度をキープしながら体幹を起こすと、脚が上がります。この感覚を覚えて！ 反対側の脚もやってみましょう。

背中、おしり、もも裏がつながっている！

お悩み10 股関節が痛い！

　股関節に痛みが出て、歩くのも、立っているのもしんどいという人もとても多いです。体幹つなぎを覚えることで、体の使い方が原因で起きている股関節の痛み、猫背やそり腰、脚の歪みなどを改善していくことができます。

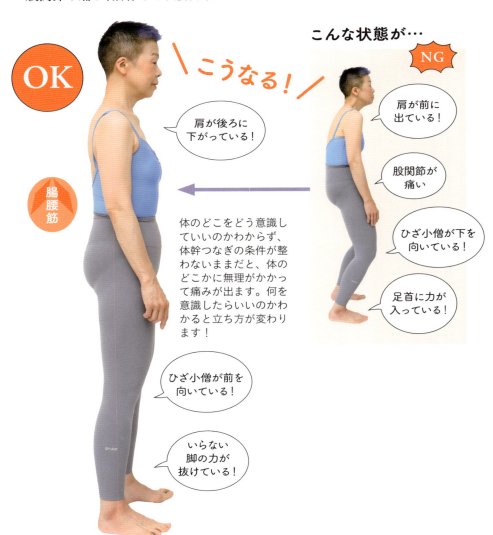

こんな状態が…　**NG**
- 肩が前に出ている！
- 股関節が痛い
- ひざ小僧が下を向いている！
- 足首に力が入っている！

＼こうなる！／

OK
- 肩が後ろに下がっている！
- 腸腰筋
- ひざ小僧が前を向いている！
- いらない脚の力が抜けている！

体のどこをどう意識していいのかわからず、体幹つなぎの条件が整わないままだと、体のどこかに無理がかかって痛みが出ます。何を意識したらいいのかわかると立ち方が変わります！

3章 お悩み別・体幹つなぎで痛みとサヨナラ！

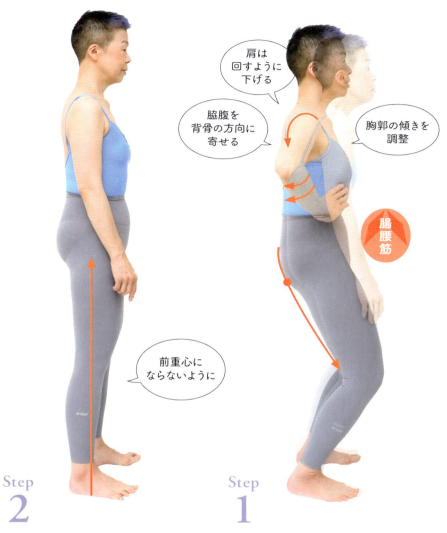

Step 2
両脚を体幹の中に引き込む

ひざを伸ばそうとするのではなく、脚を体幹の中に引き込む意識をすると、自然に重心位置が整い、力が入っていた脚もラクになります（P.34参照）。

Step 1
肩を後ろに下げて、胸郭の位置を調整し、もも裏を前に送り出す

腸腰筋を使って、脇腹を背骨の方向に寄せると、自然に肩が後ろに。

135

Step 3 両手で坐骨を後ろに引きながら、右脚を前に出す

骨盤と脚が分けられないと、脚は骨盤の幅からはみ出てしまい痛みやきつさが出ます。脚の向きをまっすぐにして引き込むことで骨盤の幅に脚が収まり、骨盤と脚が分かれ、はみ出さずスッキリします。

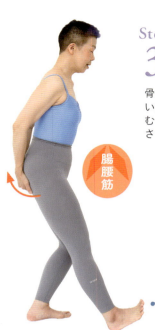

腸腰筋

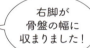

床をこするような意識でかかとを置く

Step 5 体幹の真下に右脚が来る

右脚が骨盤の幅に収まりました！

これで骨盤と脚の骨の関係が本来の形に戻りました。

Step 4 右脚をかかとから床にこするように寄せてくる

前に出した脚を、かかとはつけたまま左脚に寄せていきます。

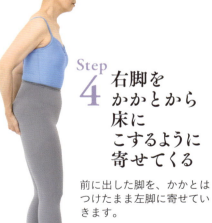

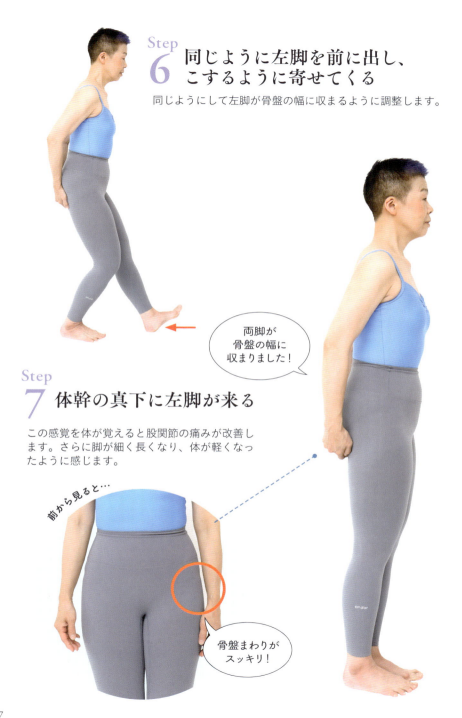

Step 6 同じように左脚を前に出し、こするように寄せてくる

同じようにして左脚が骨盤の幅に収まるように調整します。

両脚が骨盤の幅に収まりました！

Step 7 体幹の真下に左脚が来る

この感覚を体が覚えると股関節の痛みが改善します。さらに脚が細く長くなり、体が軽くなったように感じます。

前から見ると…

骨盤まわりがスッキリ！

> 片脚で立つと
> グラグラする人は
> 壁を使って!

Step1〜2はP.135と同様に行います。

Step 3 前に出した脚を寄せてくる

立った状態でやるとふらついてしまう人は、壁を支えにしてP.136と同じ動きを。

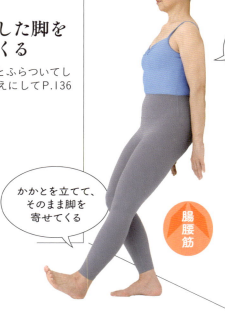

（背中からおしりを壁にペタッとつけて）

（かかとを立てて、そのまま脚を寄せてくる）

腸腰筋

Step 4 もう片方の脚も同じように前に出して寄せてきて立ち上がる

両脚を寄せてきたら、背中を壁から離して立ち上がります。

3章 お悩み別・体幹つなぎで痛みとサヨナラ！

> 40代ライターも実践！

いつも骨盤が横に広がっているのが気になっていましたが、脚の骨が骨盤の幅からはみ出ているせいだったとは！「こんな動きで骨の位置が調整できるの？」と半信半疑でやってみると……。

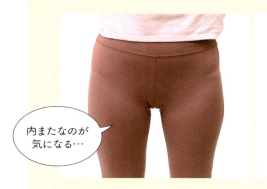
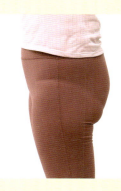

「内またなのが気になる…」

Before 何も気にせずに立つと内またに。脚の付け根の外側に骨が出ているのでピタッとしたパンツをはくとスタイルがイマイチに。

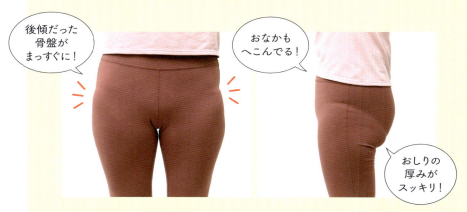

「後傾だった骨盤がまっすぐに！」

「おなかもへこんでる！」

「おしりの厚みがスッキリ！」

After 脚の向きが変わりました！ 脚の付け根からつま先までがまっすぐになり、骨盤の形も見た目から違います。脚もおなかもスッキリして見えます。

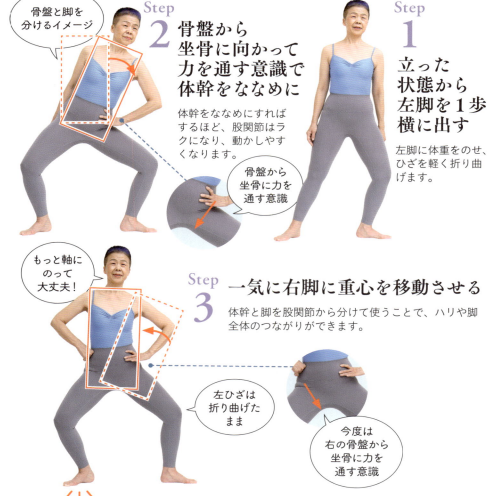

3章 お悩み別・体幹つなぎで痛みとサヨナラ！

Step 4 左脚を体の中心に寄せてくる

股関節、ひざは折り曲げたまま足の位置を動かしていきます。このときに、再度体幹が傾いてもかまいませんが、もう一度骨盤をしっかり下げて。

> 足がラクに動かないときは、骨盤〜坐骨を押す角度を深くする

> 足を浮かさずにすり寄せてきます

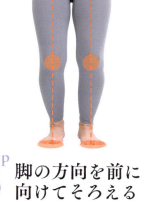

Step 5 脚の方向を前に向けてそろえる

つま先は床に置いたままで、かかとを動かして、つま先とひざが前を向くように。すると体幹は自然にまっすぐになります。

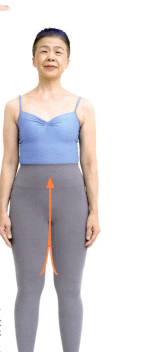

Step 6 両脚を体幹の中に引き込む意識

体の裏側はP.34を参照して、両脚を体幹の中に吸い上げます。体の歪みがなくなり、ひざが自然に伸びた立ち方になります。

141

固まった股関節がラクに！
股関節も腰も痛むときのストレッチ

やってみて！

股関節が固まった状態でうまく動かせない、腰も痛いという人に向けて、このストレッチを動画で配信すると、たくさんの方に観ていただき、ラクになったと喜ばれました。動きにコツがいりますが、繰り返しやってコツをつかんでくださいね。

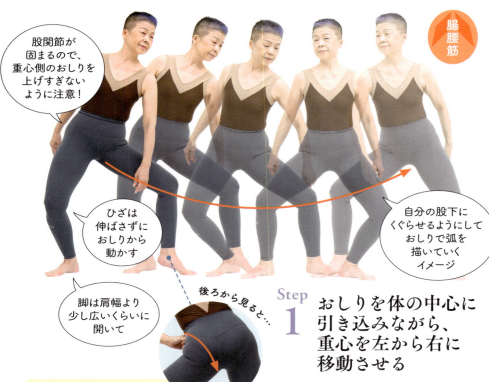

腸腰筋

股関節が固まるので、重心側のおしりを上げすぎないように注意！

ひざは伸ばさずにおしりから動かす

脚は肩幅より少し広いくらいに開いて

自分の股下にくぐらせるようにしておしりで弧を描いていくイメージ

後ろから見ると…

Step 1 おしりを体の中心に引き込みながら、重心を左から右に移動させる

つま先とひざの方向は必ず体の外側に向けます。

！注意！
つま先とひざの方向をまちがえるとケガの原因になります。必ず守ってください！

動画はこちら

YouTube　Instagram

3章 お悩み別・体幹つなぎで痛みとサヨナラ！

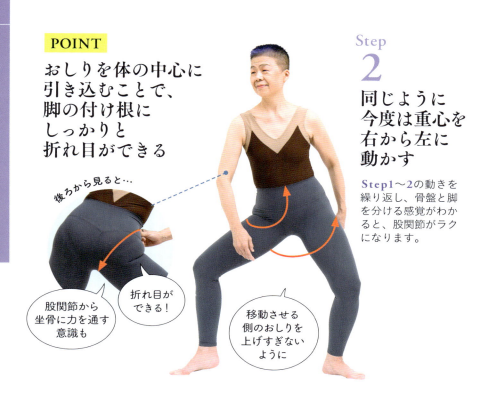

POINT
おしりを体の中心に引き込むことで、脚の付け根にしっかりと折れ目ができる

後ろから見ると…

股関節から坐骨に力を通す意識も

折れ目ができる！

Step 2
同じように今度は重心を右から左に動かす

Step1〜2の動きを繰り返し、骨盤と脚を分ける感覚がわかると、股関節がラクになります。

移動させる側のおしりを上げすぎないように

POINT
体幹を左右に移動させるときに頭の高さを変えない

体重移動のときにもひざは伸ばさないで！ 体幹の底がまたの下をくぐるように移動させます。

お悩み11

腰が痛い！

長時間同じ姿勢で座っていると、背骨が縮んだまま固まってしまい、腰に痛みが出ることがあります。固まった背骨を動かすストレッチを気がついたときにやってみてください。

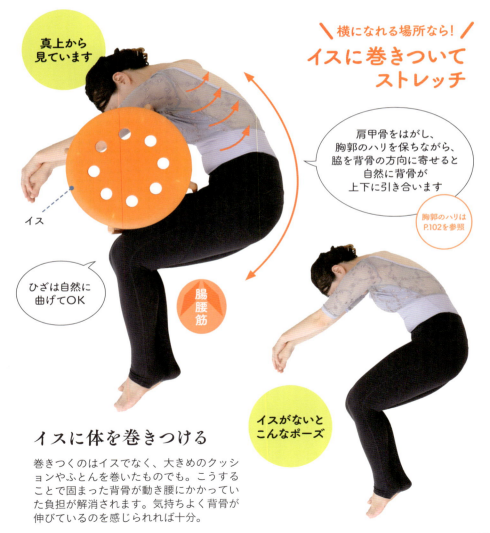

真上から見ています

＼横になれる場所なら！／
イスに巻きついてストレッチ

肩甲骨をはがし、胸郭のハリを保ちながら、脇を背骨の方向に寄せると自然に背骨が上下に引き合います

胸郭のハリはP.102を参照

イス

ひざは自然に曲げてOK

腸腰筋

イスがないとこんなポーズ

イスに体を巻きつける

巻きつくのはイスでなく、大きめのクッションやふとんを巻いたものでも。こうすることで固まった背骨が動き腰にかかっていた負担が解消されます。気持ちよく背骨が伸びているのを感じられれば十分。

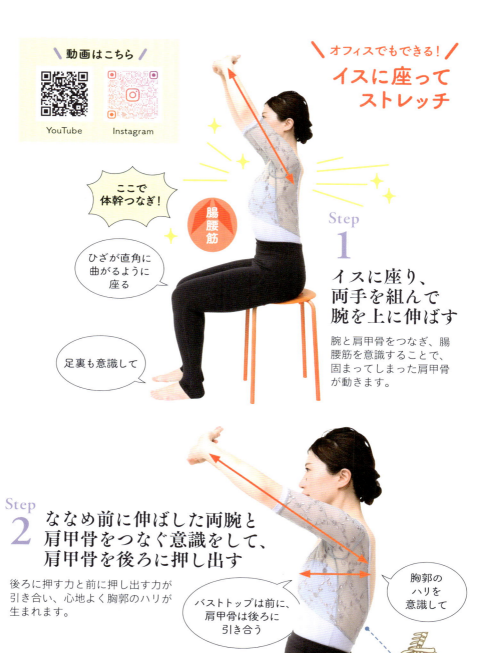

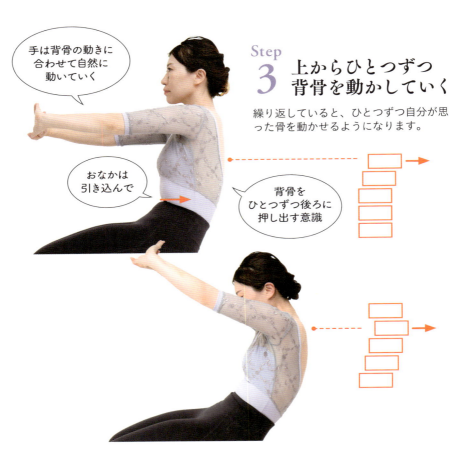

Step 3 上からひとつずつ背骨を動かしていく

繰り返していると、ひとつずつ自分が思った骨を動かせるようになります。

Step 4 腰のあたりまで動かせたら、ハリを保ったまま背骨をおしりの方向に引き下げる

胸郭はハリを保ってつぶさず、再度腸腰筋を引き伸ばしておなかはぺったんこに。

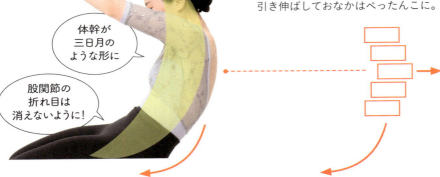

3章 お悩み別・体幹つなぎで痛みとサヨナラ！

Step 5 両腕を上に伸ばして、しならせた背中をまっすぐ伸ばす

腸腰筋が使えていると、腕を上に上げるだけですっと背中が伸びます。座るときはこの体幹の感覚を覚えておいて！

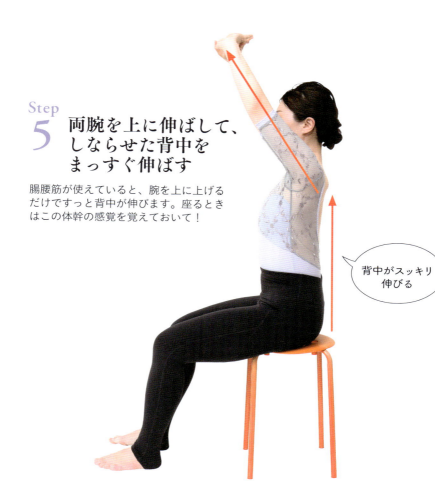

背中がスッキリ伸びる

背骨のストレッチは横になった状態でやってみても

P.46を参照

背骨をひとつずつ押し出す動きは最初のうちはイメージをつかみにくいです。寝た状態でやったほうが感覚をつかみやすい場合も。

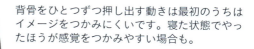

> お悩み12

そり腰になっている！

気がつくとそり腰でっちり、おなかポッコリになり、
腰や坐骨に痛みを感じる人がいます。
これは胸郭の形が崩れてしまい、胸郭と骨盤がつながらなくなっているから。
そり腰解決は、胸郭の形を正してハリを出すことが大事です！

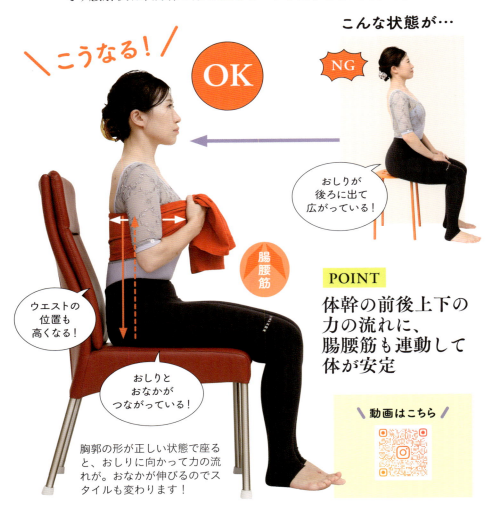

POINT
体幹の前後上下の力の流れに、腸腰筋も連動して体が安定

胸郭の形が正しい状態で座ると、おしりに向かって力の流れが。おなかが伸びるのでスタイルも変わります！

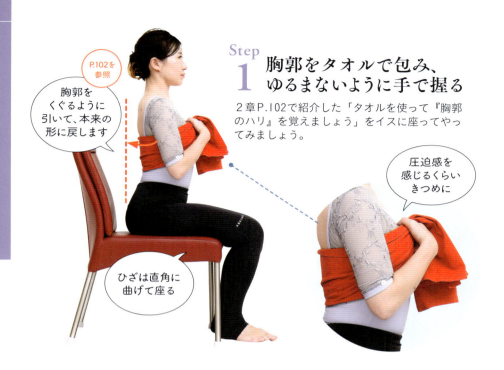

Step 1 胸郭をタオルで包み、ゆるまないように手で握る

2章P.102で紹介した「タオルを使って『胸郭のハリ』を覚えましょう」をイスに座ってやってみましょう。

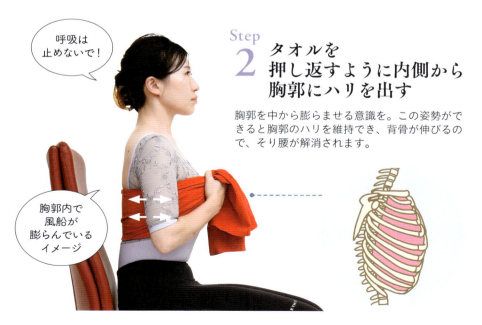

Step 2 タオルを押し返すように内側から胸郭にハリを出す

胸郭を中から膨らませる意識を。この姿勢ができると胸郭のハリを維持でき、背骨が伸びるので、そり腰が解消されます。

Column
腸腰筋を連動させて起き上がる

体幹つなぎを理解でき、腸腰筋の使い方がわかると、魔法のようにラクに起きることができます。「私には無理！」という人もいますが、私のレッスンで手順を踏むと、どなたもコツをつかんでできるようになります。「腸腰筋で体幹つなぎ」の総仕上げと思って挑戦してみてください。

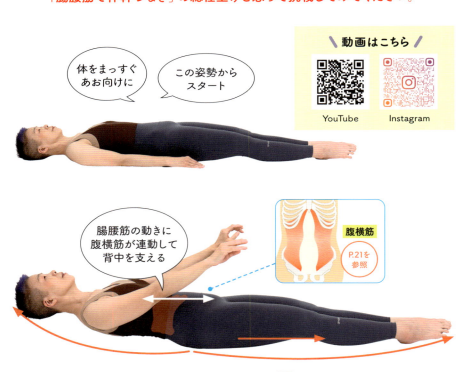

Step 1 腸腰筋を上下に引き伸ばしながら、頭と脚を引き合う

腸腰筋を引き伸ばすことで背中に帯のような支えができて、その力が手や脚にもつながります。

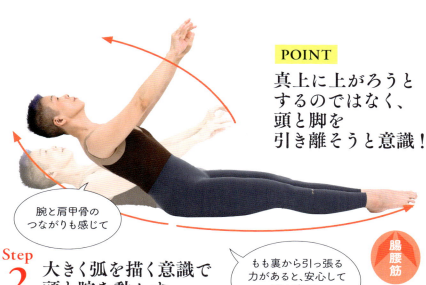

POINT
真上に上がろうとするのではなく、頭と脚を引き離そうと意識！

腕と肩甲骨のつながりも感じて

もも裏から引っ張る力があると、安心して頭も遠くに引っ張れます

腸腰筋

Step 2 大きく弧を描く意識で頭と腕を動かす

頭ができるだけ遠くを通って伸び上がるのを意識。

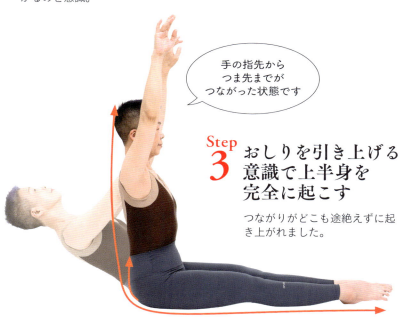

手の指先からつま先までがつながった状態です

Step 3 おしりを引き上げる意識で上半身を完全に起こす

つながりがどこも途絶えずに起き上がれました。

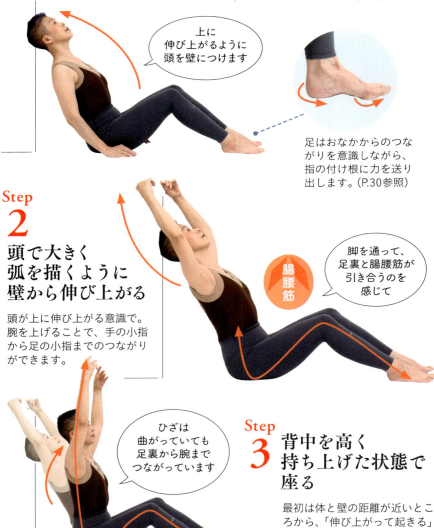

壁を使ったシミュレーション

あお向けの状態から起き上がるのが難しいという人は、最初は壁を使って起き上がりのシミュレーションをしましょう。

Step 1 ひざを立てて座った状態から、頭を壁につける

上に伸び上がるように頭を壁につけます

足はおなかからのつながりを意識しながら、指の付け根に力を送り出します。(P.30参照)

Step 2 頭で大きく弧を描くように壁から伸び上がる

頭が上に伸び上がる意識で。腕を上げることで、手の小指から足の小指までのつながりができます。

脚を通って、足裏と腸腰筋が引き合うのを感じて

腸腰筋

Step 3 背中を高く持ち上げた状態で座る

ひざは曲がっていても足裏から腕までつながっています

最初は体と壁の距離が近いところから、「伸び上がって起きる」感覚をつかみましょう。

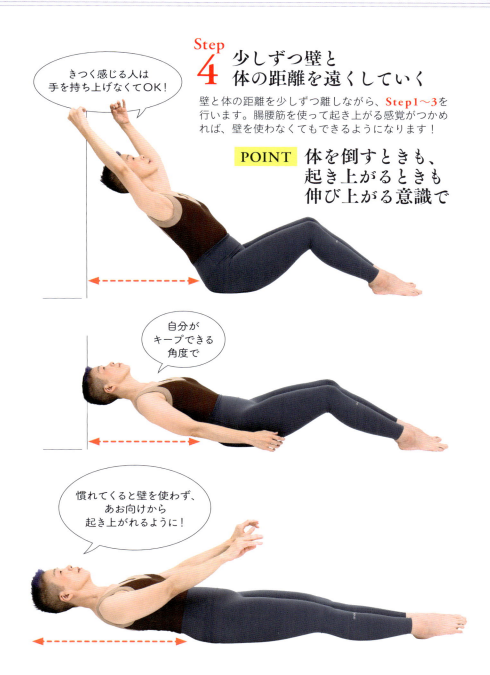

起き上がるときに脚が浮いてしまうなら

腸腰筋を使って起き上がろうとすると、脚が浮いてしまうという人も。腸腰筋を縮めてしまうとそうなります。壁を使って脚を固定して起き上がる練習をしてみてください。

\ 動画はこちら /

YouTube

Instagram

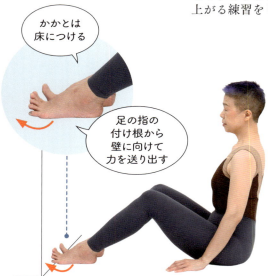

Step 1
ひざを高くして座り、足の指の付け根を壁につける

足の指の付け根部分を壁につけて座ります。

Step 2
できるだけ上に向かって伸び上がる

まず上に伸び上がる感覚をつかみます。

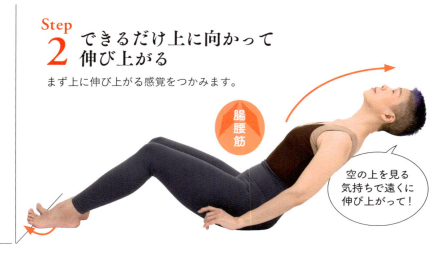

Step 3 頭を床につける

この状態から上に伸び上がりながら体を起こします。

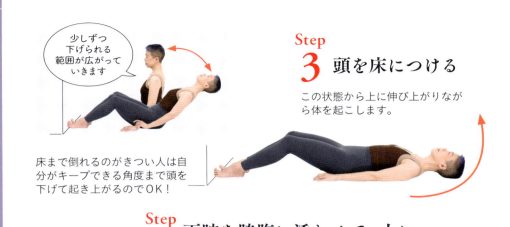

少しずつ下げられる範囲が広がっていきます

床まで倒れるのがきつい人は自分がキープできる角度まで頭を下げて起き上がるのでOK！

Step 4 両腕を脇腹に添わせて、上に伸び上がりながら上半身を起こす

足で壁を押すことで、体全体にハリが生まれます。足裏から頭までがつながり、上半身を起こせるように。

POINT
壁を押すことで体のつながりとハリの感覚がつかみやすくなる

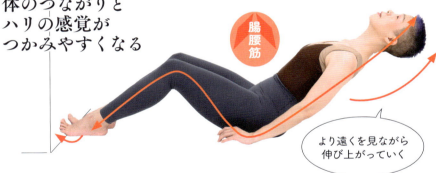

腸腰筋

より遠くを見ながら伸び上がっていく

Step 5 ひざを曲げずに寝て、起き上がってみる

Step1〜4の動きに慣れてきたら、P.150〜のひざを曲げずに起き上がる動きに挑戦！

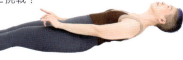

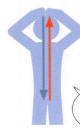

うまく起き上がれない人は両手で頭を押さえてみて！

反動する力で背骨が自然に伸び、ハリを保ちながら伸び上がる感覚がわかります。

足裏も押せて、伸び上がりやすくなります。

どうしてもうまく起き上がれないならななめに起きる！

壁を使っても、ひざを曲げてもうまく起き上がれないという人もいます。そんなときはななめの方向に伸び上がってみると、腸腰筋で起き上がる感覚がつかめます。

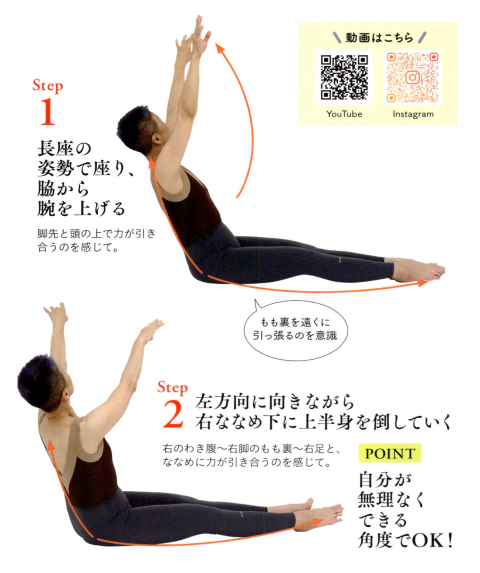

Step 1 長座の姿勢で座り、脇から腕を上げる

脚先と頭の上で力が引き合うのを感じて。

もも裏を遠くに引っ張るのを意識

Step 2 左方向に向きながら右ななめ下に上半身を倒していく

右のわき腹〜右脚のもも裏〜右足と、ななめに力が引き合うのを感じて。

POINT 自分が無理なくできる角度でOK！

動画はこちら　YouTube　Instagram

3章 お悩み別・体幹つなぎで痛みとサヨナラ！

POINT 体を起こすのではなく、倒すことでも腸腰筋を引き伸ばす感覚がつかめる

Step 3 右ななめに体を引き合いながらさらに倒す

片方のおしりで体を支える感覚です。

床についていないほうのおしりにも、しっかりハリがあります！

左ななめを向いていた目線が右ななめに

Step 4 体の向きを入れ替える

床についたら、またはギリギリのところで、左方向に向けていた体の向きを右方向に。体重がのっていた脚も右から左に移動します。

Step 5 右ななめ上方向に上半身を起こしていく

右のわき腹と右のもも裏を引き合いながら体を起こします。起き上がったら、また体を左に向けて、今度は左ななめ下に上半身を倒します。

POINT 体を倒すときも起こすときも毎回伸び上がる

ななめ方向に体を倒す、起こすを繰り返すことで腸腰筋の使い方をつかめます！

おわりに

振り返れば日東書院本社の望月さんから私の著書を企画したいとご連絡いただいたのは2023年2月。

まだ協会ができたばかりで気持ちの余裕も時間もなかった私ですが、時間ができるのを待っていたら永遠に何もできないので、2024年12月以降の出版を目指し、はじめはゆったり、最後のほうは必死で（笑）。

若い頃、作家を夢見ていた私が、思っていたのとは違う形ではじめての本ができました。この本をご覧いただき有難うございます。

私は、外山千鶴先生、泉克芳先生、折田克子先生にモダンダンスをご指導いただき、踊りを続けてきて、田口恵里子先生のバレエクリニックで体の使い方を教わりました。先生方のお陰で不器用な私が、痛みや歪みのない体の使い方を提案し、十数年動画を出し続け、レッスンを受けてくれる生徒さん達とやってきたことが「うまさきせつこのボディコントロール」となりました。心から感謝の気持ちでいっぱいです。

ブランディングコンサルタントであり、現在は当協会の理事でもある青池ゆかり先生とコロナ禍中に出会い、協会ができたのも、体のつながりと同じようにすべてつながりがあります。その時その時支え助けてくれた人たちとのご縁があって、この本につながっています。

体のつながりは命のつながり。ひとつひとつが体につながるありがたいストーリーで

158

した。
この本を制作するにあたり私を見つけてくれて本の出し方を考えて下さった編集者の望月久美子さん、「うまさき語」と動きをどう伝えるか苦心して下さったライターの古川はる香さん、丁寧にいろいろ考えながら撮影して下さったカメラマンの石川奈都子さん、デザイナーの中山詳子さんに心よりお礼申し上げます。有難うございました。

２０２５年３月吉日

一般社団法人うまさきせつこのボディコントロール協会

代表理事　うまさきせつこ

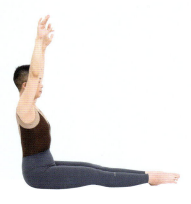

本を読んで
QRコードのあるところでは
リンクしている動画と一緒に毎日
少しずつ体を使ってみて下さいね。
ご自身の体幹力を
知りたい方はこちらもどうぞ。

痛み・歪みが消える！ヒントは「体幹」
「あなたの体幹力診断」
https://www.reservestock.jp/page/fast_answer/10216

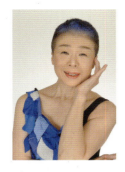

うまさきせつこ

外山千鶴、泉克芳、折田克子に師事、モダンダンスの指導を受け、多くの公演に出演。平行して、田口恵里子のバレエクリニックで、カラダの基礎の基礎を学ぶ。1987年に、高石市教育委員会主催モダンバレエ講座、1997年より「うまさきせつこモダンバレエ研究所」を開設。2011年より自ら編み出した「うまさきせつこのボディコントロール」を展開。メルマガ、マイベストプロ、各SNSなどで無理なく、痛みのない体の使い方、あきらめなくても自分がしたいジャンルの踊りを踊ることも、したい競技のパフォーマンスを上げることのできる体幹主導の体の提案をしている。また、神戸、大阪、東京でのリアルレッスンをはじめ、全国各地、海外へのオンラインレッスンで、痛みや体の動かし方で悩む人々を対象に精力的な指導を行っている。2020年11月「うまさきせつこのボディコントロール」が商標登録として認められる。2023年1月「うまさきせつこのボディコントロール協会」設立。

HP https://ubca.jp/
インスタグラム https://www.instagram.com/umasakisetsuko/

STAFF

デザイン	中山詳子（松本中山事務所）
撮影	石川奈都子
モデル協力	辻本智恵
執筆・編集	古川はる香
編集協力	青池ゆかり、尾方傭柄（ささえる整骨院 院長）
校正	鷗来堂
企画編集	望月久美子（日東書院本社）

地味にすごい！
腸腰筋で体幹つなぎ

2025年3月20日　初版第1刷発行

著　者　うまさきせつこ
発行者　廣瀬和二
発行所　株式会社日東書院本社
　　　　〒113-0033 東京都文京区本郷1丁目33番13号 春日町ビル5F
　　　　TEL 03-5931-5290（代表）　FAX 03-6386-3087（販売部）
　　　　URL http://www.TG-NET.co.jp
印　刷　三共グラフィック株式会社
製　本　株式会社ブックアート

本書の無断複写複製（コピー）は、著作権法上での例外を除き、著作者、出版社の権利侵害となります。
本書で紹介の内容と異なる動きや自己流でされた結果、万一痛みが出たり、ケガをされたりした場合、日東書院本社、うまさきせつこのボディコントロール協会が責任を負うものではありません。
乱丁・落丁はお取り替えいたします。小社販売部までご連絡ください。

©Setsuko Umasaki 2025　©Nitto Shoin Honsha Co.,Ltd.2025
Printed in Japan
ISBN978-4-528-02435-9 C2077